Die Pädiatrie meiner Zeit

Die Pädiatrie meiner Zeit

Von

Adalbert Czerny

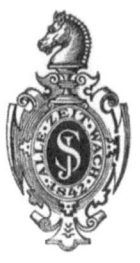

Berlin
Verlag von Julius Springer
1939

ISBN-13: 978-3-642-89615-6   e-ISBN-13: 978-3-642-91472-0
DOI: 10.1007/978-3-642-91472-0

**Alle Rechte, insbesondere das der Übersetzung
in fremde Sprachen, vorbehalten.
Copyright 1939 by Julius Springer in Berlin.**

I.

Als ich im Jahre 1888 den Entschluß faßte, mich der Pädiatrie zuzuwenden, rief dies in meinem Kollegenkreise Erstaunen hervor. Das Fach der Pädiatrie erfreute sich damals in der deutschen wissenschaftlichen Medizin noch keines Ansehens. Man erwartete von mir nach meiner Vorbildung etwas anderes. Ich muß auch gestehen, daß mein Entschluß nicht aus der Begeisterung für die Pädiatrie hervorging, sondern der augenblicklichen Situation zuzuschreiben war, in der ich mich damals in Prag befand. Mein Wunsch war es, mich der internen Medizin zu widmen und zu diesem Zwecke Assistent an einer Klinik dieses Faches zu werden. Dies war seinerzeit nicht möglich, weil an den beiden internen Kliniken in Prag keine Vakanz in Aussicht stand. Dagegen wurde gerade eine Assistentenstelle an der von Professor A. EPSTEIN geleiteten Kinderklinik frei, und diese erhielt ich konkurrenzlos. Meiner Ansicht nach war die Kinderheilkunde kein Sonderfach, sondern nur ein Teil der inneren Medizin, der aus äußeren Gründen in besonderen Krankenhäusern gepflegt und ausgebildet wurde. Diese Auffassung habe ich stets beibehalten. Jedes Jahr begann ich meine Vorlesungen gerne mit dem

Satz: Die Kinderheilkunde ist innere Medizin, begrenzt auf den Menschen vom Tage der Geburt bis zur Pubertät. Strittiges Grenzgebiet blieb nur das Pubertätsalter. Die Folge davon ist, daß weder die Pädiater noch die Internisten auf diesem Gebiete Bemerkenswertes geleistet haben.

Nach dem eben Gesagten bedeutete es also für mich nicht eine Entgleisung, wenn ich die Assistentenstelle an der Kinderklinik annahm. Der Tiefstand der Pädiatrie in der damaligen Zeit schreckte mich nicht ab. Ich war vielmehr überzeugt, daß ich ein Arbeitsgebiet betreten hatte, auf dem viel zu leisten war.

Da ich in Prag Medizin studierte, so hörte ich Vorlesungen über Kinderheilkunde bei EPSTEIN und KAULICH. Prag hatte bereits damals, in einer Zeit, in der die meisten Universitäten in Deutschland noch keine Kinderkliniken besaßen, 2 Kinderkliniken. Die eine war in dem Kaiser Franz Joseph-Kinderspital untergebracht, einer Krankenanstalt primitiver Art, die aus Stiftungen erhalten wurde. Dort las KAULICH. Die andere war eine Hälfte der Landesfindelanstalt, eingezwängt in zwei durch die Straße getrennte Gebäude, die nicht ad hoc gebaut, sondern nur notdürftig dem Zweck angepaßt waren. Diese Klinik leitete EPSTEIN und hielt daselbst Vorlesungen über Kinderheilkunde, welche damals noch kein obligates Fach war und deshalb nur von dem fleißigeren Teil der Studentenschaft gehört wurde. Ein Hörsaal war in beiden Kliniken nicht vorhanden. Bei KAULICH wurde stets ein Krankenzimmer zur Vorlesung frei gemacht, und EPSTEIN las in einem Raum, der sonst der Abfertigung der Poliklinik und der Pflegefrauen diente.

Die Vorlesungen der beiden Kliniker machten auf mich keinen tiefen Eindruck. Aus KAULICHS Vorlesungen ist mir nur noch erinnerlich, daß er mit besonderer Vorliebe Fälle von Chorea vorstellte und sich Mühe gab, uns zu überzeugen, daß Rheumatismus und Chorea eine Krankheit seien. Später fand ich in der Literatur eine Angabe, daß KAULICH als erster das Gehirn eines choreakranken Kindes pathologisch-anatomisch untersucht hatte und nichts Abnormes nachweisen konnte. Die Untersuchung erstreckte sich nur auf die makroskopische Besichtigung. Eine Hirnhistologie gab es noch nicht.

EPSTEIN las, wie es sich aus seinem Kindermaterial ergab, nur über Säuglingskrankheiten. Er gab uns Gelegenheit, den hohen Wert der natürlichen Ernährung für die Kinder an der Mutter- oder Ammenbrust kennenzulernen, ohne in den Fehler zu verfallen, jede Frauenmilch für gleichwertig zu halten. In seinen Vorlesungen demonstrierte er ein großes Material von Krankheiten der Neugeborenen und Mißbildungen.

Mein erster Versuch, der Pädiatrie näherzutreten, bestand darin, daß ich mich während meiner Studienzeit an der Klinik im Kaiser Franz Joseph-Kinderspital als Famulus (in Prag Fiscus genannt) betätigte. KAULICH war damals bereits schwer krank und wurde von NEUREUTTER vertreten, der nach der Teilung der Universität Professor der Kinderheilkunde an der tschechischen Kinderklinik wurde. Die Klinik KAULICHS hatte nur einen Assistenten, der bereits mehrere Jahre diese Stellung bekleidete und nebenbei schon Privatpraxis ausübte. Er war sehr zufrieden, an mir einen fleißigen Famulus gefunden zu haben, und überließ mir mehr, als sich nach meiner Meinung verantworten ließ. Insbesondere mußte ich die Poliklinik fast allein erledigen. Diese nahm täglich 1—1 $^1/_2$ Stunden in Anspruch und spielte sich in zwei kleinen Räumen ab, von denen einer als Warte-, der andere als Ordinationsraum diente. In der genannten Zeit mußten etwa hundert oder mehr Patienten beraten werden. Bei der Therapie fand ich Unterstützung in einem Heft, in dem die in der KAULICHschen Klinik und Poliklinik üblichen Rezepte verzeichnet waren. Die Untersuchung beschränkte sich oft nur auf die Anamnese oder eine flüchtige Untersuchung. Dabei glaubte ich mich mit meinen Kenntnissen aus der inneren Medizin zurechtzufinden. Peinlich waren nur die Kinder, die wegen Krämpfen oder anderweitigen unklaren zerebralen Symptomen gebracht wurden. Ihnen gegenüber fühlte in mich hilflos. Während der Sprechstunde saß in dem Ordinationsraum auf einem Sofa Professor NEUREUTTER als stellvertretender Chef der Anstalt und las tschechische Zeitungen. Er fand es niemals notwendig, mich zu kritisieren oder zu korrigieren. Ich selbst wandte mich an ihn um Rat nur bei den erwähnten zerebralen Fällen. Zu einer Untersuchung sah er sich deshalb nicht veranlaßt. Er sagte: Schreiben Sie als Diagnose in das Krankenjournal „Vitium cerebri, das übrige ist Sache des pathologischen Anatomen." Oft und gern erinnerte ich mich in meiner späteren Tätigkeit als Kliniker an diese Diagnose. Wenn wir auch nicht so allgemein von derselben Gebrauch machten, so mußten wir doch zugeben, daß sie manchmal die einzig berechtigte war.

Ich verließ die Kinderklinik KAULICHS kurz nach seinem Tode, noch ehe GANGHOFER zu seinem Nachfolger ernannt war, in dem Bewußtsein, daß eine Kinderklinik und Poliklinik anders eingerichtet und betrieben werden müßte, wenn sie ihren Zweck als Lehr- und Heilanstalt erfüllen sollte.

Mein Eintritt in die Klinik EPSTEIN erfolgte erst mehrere Jahre später. Inzwischen war ich als Assistent des Physiologen S. MEYER am Histologischen Institut tätig, wo ich mit meinen ersten wissenschaftlichen Arbeiten vor die Öffentlichkeit trat. Mit Recht könnte man die Frage aufwerfen, ob dies eine zweckmäßige Vorschule für die Pädiatrie war. Ich glaube dies bejahen zu dürfen, wenn ich auch zugeben muß, daß ich während meiner Assistentenzeit bei MEYER niemals an Pädiatrie dachte. Gute allgemeine Kenntnisse der Physiologie oder, wie es später hieß, der Biologie sind meiner Meinung nach die beste Vorschulung für jedes Fach der Medizin. Wo man dieselben erwirbt, ist nicht gleichgültig, insbesondere möchte ich daran festhalten, daß dies nicht an einer Klinik geschehen soll.

Oft wurde ich während meiner akademischen Tätigkeit gefragt, welche Vorbildung, abgesehen vom allgemeinen medizinischen Studium, für einen Arzt zweckmäßig sei, der sich der Kinderheilkunde widmen will. Wer, wie ich, die Pädiatrie nur für einen Teil der inneren Medizin hielt, könnte darauf leicht antworten, eine gute Ausbildung in einer medizinischen Klinik. Doch pflegte ich hinzuzufügen, daß ich nebenbei eine Lehrzeit in einer Ohren-, Hals- und Nasenklinik und ebenso in einer orthopädischen Klinik für wünschenswert halte. Selbst wenn ein Kinderarzt auf diesen Gebieten nicht operativ tätig sein will, so muß er doch mindestens rechtzeitig die Indikationen zu Eingriffen erkennen.

Anders liegen die Bedingungen, wenn ein Arzt höhere Ambitionen hat, als lediglich praktischer Kinderarzt zu werden, und Mitarbeiter auch auf dem wissenschaftlichen Gebiete der Pädiatrie sein will. Dann bedarf es einer gründlichen Vorbildung in den Hilfswissenschaften der klinischen Medizin, namentlich pathologischer Anatomie und Histologie, physiologischer Chemie und der Bakteriologie. So ausgerüstet, betrat ich die Klinik. In Prag war damals ausgezeichnete Gelegenheit, sich die genannte Vorbildung zu erwerben. In größter Dankbarkeit gedenke ich meiner Lehrer CHIARI, HUPPERT, HOFMEISTER, HERING und S. MEYER. Je älter ich wurde, um so mehr erkannte ich erst, daß es sich zu meiner Studienzeit in Prag um ganz exzeptionell günstige Möglichkeiten einer allgemeinen Ausbildung handelte. Auch ernst strebende Pädiater meiner Zeit mußten sich an anderen Universitäten damit begnügen, nur auf einem oder dem anderen Gebiete der klinischen Hilfswissenschaften gut vorgebildet die klinische Tätigkeit aufzunehmen. Auf die Rückwirkung der Vorbildung der Pädiater auf die wissenschaftliche Produktivität komme ich später noch zu sprechen.

Wenn ich nach diesen einleitenden Bemerkungen einen Versuch machen will, den Stand der Pädiatrie zu der Zeit zu charakterisieren, in der ich mich derselben widmete, so kann ich dies in zwei Richtungen tun, und zwar erstens durch eine Schilderung des Zustandes, in dem sich die Anstalten befanden, welche als Kinderkliniken, Kinderkrankenhäuser oder -Ambulatorien signiert waren, oder zweitens durch einen Hinweis auf die Literatur, Hand- und Lehrbücher, Monographien und Zeitschriften, welche die Produktivität der Kinderheilkunde ihrer Zeit widerspiegeln. Der unerfreulichere Teil dieser Aufgabe ist der erste. Österreichs Kinderkliniken entstanden in der Weise, daß Kinderkrankenhäuser, die aus Stiftungen entstanden waren und unterhalten wurden, vom Staate zu Unterrichtszwecken subventioniert wurden. Keine Klinik war damals als klinische Lehranstalt, sondern nur als Krankenhaus gebaut oder in einem ehemaligen Privathause untergebracht. Das Krankenmaterial durfte zu Unterrichtszwecken herangezogen werden. Entsprechend den bescheidenen Ansprüchen, die man seinerzeit an den Bau und die Einrichtung der Krankenhäuser stellte, waren auch die Kinderkrankenhäuser sehr ärmlich eingerichtet. Säuglinge wurden nicht aufgenommen, weil für sie weder genügende Einrichtungen noch brauchbares Pflegepersonal vorhanden war. Charakteristisch für die damalige Zeit war ein Anschlag am Eingang in das Kaiser Franz-Joseph-Kinderspital in Prag, das als Klinik diente: Säuglinge dürfen nur ausnahmsweise mit besonderer Erlaubnis des Direktors aufgenommen werden. Die Säuglinge wurden in den Ambulatorien, später Polikliniken genannt, behandelt. Hier sei erwähnt, daß der Titel Klinik und Poliklinik in Österreich nur für jene Anstalten reserviert war, welche vom Staate als Unterrichtsanstalten unterhalten oder subventioniert wurden. In Deutschland war das ursprünglich auch der Fall. Später und jetzt bediente man sich aber dieser Bezeichnung zur Anziehung des Publikums für jede beliebige Anstalt, in der Kranke beraten werden. Einzelne Kinderkliniken besaßen neben dem Hauptgebäude eine oder mehrere Infektionsbaracken (z. B. das St. Anna-Kinderkrankenhaus in Wien und das Kaiser Franz Joseph-Kinderspital in Prag). Andere Anstalten mußten sich damit begnügen, die kranken Kinder mit übertragbaren Krankheiten in einem besonderen Stockwerke oder Teilen desselben abzusondern. Besonders primitiv waren die Ambulatorien eingerichtet. Sie bestanden gewöhnlich aus einem kleinen Warteraum und einem Ordinationszimmer, in das die Mütter mit den Kindern in größeren oder kleineren Gruppen zugelassen wurden. Meist nur ein Arzt, seltener zwei bemühten sich, den Frauen nach sehr oberflächlicher Anamnese und Untersuchung der Kinder Rat zu erteilen, manchmal auch Medikamente auszufolgen. Die Ambulatorien ließen mehr zu wünschen übrig als die Kinderkrankenhäuser. Deshalb möchte ich zunächst noch einiges über diese mitteilen. Ihr größter Fehler war der, daß die Zeit ihres Betriebes eng begrenzt war. Egal, ob sehr viele oder wenige Kinder gebracht wurden, die ärztliche Tätigkeit mußte in einer oder zwei Stunden absolviert werden. Wie sich die Untersuchung abspielte, wenn ein Arzt in einer Stunde 50 oder 100 Kinder zu behandeln hatte, brauche ich kaum auszuführen. Dabei wurde diese Tätigkeit nicht immer von dem ältesten und erfahrensten Assistenten, sondern oft auch von den jüngsten Ärzten der Klinik ausgeübt. Was da geleistet wurde, konnte nicht gut sein, und trotzdem waren die Ambulatorien stark frequentiert. Ein Beweis, daß ein starker Besuch nicht als Maßstab der Qualität eines Ambulatoriums zu verwerten ist.

Auf die große Frequenz wurde großes Gewicht gelegt wegen des Jahresberichtes. Da zu der in Rede stehenden Zeit alle Kinderkrankenhäuser und die zugehörigen Ambulatorien aus Schenkungen und Vereinsmitteln unterhalten wurden, so mußte den Spendern jährlich ein Bericht über die Leistungen der Anstalten vorgelegt werden. Diese Berichte wurden gedruckt und gestatten noch heute einen Einblick in den Betrieb der Anstalten zu jener Zeit.

Auch der Kinderklinik EPSTEINs in Prag war eine Poliklinik angegliedert. Sie war höchst primitiv, hatte nicht einmal ein Wartezimmer. Alles spielte sich in einem Raume ab. Sie war aber nicht so stark besucht. Als einziger Assistenzarzt der Klinik mußte ich sie abhalten. Ich versuchte aber schon einen Fehler auszugleichen, den ich in KAULICHs Klinik als unhaltbar erkannte. Ich ließ mir mehr Zeit für die Untersuchung jedes einzelnen Kindes.

In Deutschland waren die Kinderpolikliniken nicht besser als in Österreich. Überall mußten auf engbegrenztem Raum und in einer kurzen Zeit große Mengen von Kindern untersucht und behandelt werden. Dies gab mir Veranlassung, über den Zweck der Polikliniken nachzudenken. Meiner Ansicht nach konnten sie einerseits der Behandlung von Kindern der armen Bevölkerung dienen, andererseits der Ausbildung von Ärzten. Beide Ziele konnten aber bei der damals üblichen Führung der Polikliniken nicht erreicht werden. Die Untersuchung der Kinder war viel zu oberflächlich, um auch nur bei der Mehrzahl der Fälle eine zweckmäßige Behandlung einleiten zu können. Wieviel Fehldiagnosen gestellt wurden, erfuhr man nicht, weil man nichts über das weitere Schicksal zu hören bekam. Wenn ein Kind nicht wieder vorgezeigt wurde, konnte es geheilt oder gestorben sein oder zu Hause weiter krank darniederliegen an einer Krankheit, die in der Poliklinik nicht erkannt worden war.

Kennzeichnend für die Polikliniken war die Buchführung. Von jedem Kinde wurde in einem Buche eingetragen: der Name, das Alter, Stand der Eltern, die Diagnose, die Therapie und Bemerkungen. Bei letzteren wurde hier und da eine auffallende anamnestische Angabe notiert. Für den einzelnen Fall stand nur der

Raum von wenigen Zeilen zur Verfügung. Krankengeschichten konnte man diese Aufzeichnungen nicht nennen. Die Bücher ermöglichten nur die Zusammenstellung in den Jahresberichten, deren Wert damit genügend charakterisiert ist.

Wegen des Zeitmangels wurde in Polikliniken die Behandlung schematisiert. Es gab sogar solche, die gedruckte Rezepte hatten, auf denen auch die Anwendung des Medikamentes und Verhaltungsmaßregeln angegeben waren. Dies gestattete die schnellste Abfertigung. Wo die Rezepte geschrieben wurden, half man sich durch die Beschränkung auf eine kleine Zahl. So hatte jede Poliklinik ihr eigenes Rezepttaschenbuch.

Bedauerlich war die Tatsache, daß die Polikliniken nicht von erfahrenen Kinderärzten, sondern meist von Anfängern abgehalten wurden. Diese widmeten sich der Tätigkeit in dem Glauben, daß sie an dem großen Krankenmaterial viel lernen könnten. Das war eine Täuschung. Über das „Lernen" entscheidet nur die Qualität, aber nicht die Quantität des medizinischen Unterrichts.

Ich bekam erst die Möglichkeit, an der Poliklinik Verbesserungen einzuführen, als ich von Prag fortkam und nach Breslau berufen wurde. Dort gab es noch keine Kinderklinik und Poliklinik. Sie mußten gebaut und neu eingerichtet werden. Ehe dies erreicht wurde, behalf man sich mit einem Provisorium in einem gemieteten Hause. Von diesem will ich nicht sprechen, sondern erst von der neugebauten Poliklinik.

Schon der Bau derselben zeigt eine Neuerung. Die Poliklinik besteht aus einem großen Wartesaal, der etwa 100 Menschen fassen kann, und um diesen dem Aufbau von sechs Ordinationszimmern, die schalldicht abgeschlossen sind. Es konnten also nebeneinander 6 Ärzte tätig sein. Dies hatte nicht den Zweck einer möglichst schnellen Erledigung des poliklinischen Betriebes, sondern es sollte im Gegenteil jedem einzelnen Arzte Gelegenheit geben, sich mit jedem Kinde so lange abzugeben, als es erforderlich war, ohne Rücksicht auf die im Wartesaal befindlichen Kinder.

Der Besuch der Poliklinik war nicht auf einzelne Stunden beschränkt, sondern verteilte sich auf den ganzen Tag. Auf diese Weise wurde eine Überfüllung und ein Gedränge im Wartesaal vermieden. In letzterem bildeten nur einige Tische und zahlreiche Stühle die Einrichtung. Bänke wurden absichtlich vermieden, um eine große Annäherung der Patienten zu verhindern. In jedem Ordinationszimmer war alles vorhanden, was der Arzt zu Untersuchungszwecken braucht.

Die wichtigste Neuerung war die Einführung von Krankengeschichten. Von jedem Kinde wurde auf einem besonderen Blatte eine vollständige Krankengeschichte geschrieben. Wenn ein Kind wiederholt in die Poliklinik kam, so wurde stets die alte Krankengeschichte herausgesucht und fortgeführt. Dies war auch der Fall, wenn ein Kind in größeren Intervallen (Monaten oder selbst Jahren) wiedergebracht wurde.

Auf diese Weise erlangten wir mit der Zeit nicht nur Kranken-, sondern Lebensgeschichten.

An der Poliklinik beteiligten sich bei mir alle Ärzte. Die älteren überwachten die Tätigkeit der jüngeren. An einzelnen Abenden wurden die Ergebnisse der Poliklinik besprochen. Dabei ergab sich Gelegenheit zur Kritik, aber auch zu Vorschlägen neuer Beobachtungs- und Behandlungsmethoden. Auf diese Weise war jedem Schematismus vorgebeugt. Wollten wir über das Schicksal ehemaliger Patienten etwas erfahren, so wurden die Eltern schriftlich aufgefordert, ihre Kinder nochmals vorzustellen. Dies hatte meist Erfolg.

Die von uns durchgeführte Behandlung der Kinder an Hand der Krankengeschichten ermöglichte den Ärzten, Erfahrungen über den Verlauf der Krankheiten, über die Zusammengehörigkeit von Krankheitssymptomen und über die Einflüsse einer Krankheit auf die andere zu sammeln. Auf diese Weise wurde der Wert poliklinischer Ausbildung wesentlich erhöht.

Wenn von Polikliniken die Rede ist, so kann nicht das Bedenken übergangen werden, daß in den Wartezimmern ansteckende Krankheiten übertragen werden können. Theoretisch liegt es nahe, dies anzunehmen. Praktisch scheint diese Gefahr so klein zu sein, daß sie sich nirgends augenfällig bemerkbar macht. Mir ist auch niemals etwas von sicheren Ansteckungen in der Poliklinik bekanntgeworden. Allerdings haben wir uns stets bemüht, alles zu tun, um diese Möglichkeit auszuschließen oder wenigstens einzuschränken. Schon am Eingang und im Wartezimmer wurden die Kinder von einer erfahrenen Krankenschwester beobachtet und die suspekten sofort isoliert und in einem besonderen Raume außer der Reihe vom Arzt untersucht.

Ich habe mich bemüht, zu zeigen, in welchem unbefriedigenden Zustand ich die Kinderpolikliniken kennenlernte und wie sie sich später zu brauchbaren Heilstätten ausgestalten ließen. Unser Vorgehen in Breslau wirkte reformierend auf die deutschen Polikliniken ein. Seit jener Zeit hat sich aber vieles geändert. Zunächst waren die Polikliniken zu dem Zwecke da, um den Kindern der armen Bevölkerung unentgeltliche ärztliche Hilfe zu schaffen. Seitdem die Kinderfürsorge ausgebaut ist und die Krankenkassen auch für die Kinder sorgen, sind Polikliniken nicht mehr notwendig. Mit diesem Ausspruch wünsche ich aber doch nicht das Ende dieser Anstalten herbeizuführen. Sie sollen nur bestehen bleiben bei den Universitäts-Kinderkliniken, die dem Unterricht dienen. Bei diesen ermöglichen sie die praktische Ausbildung vieler Mediziner, ohne daß die Belegzahl der Kliniken ins ungeheuerliche gesteigert werden muß. Sie sichern ferner den Kliniken die Aufnahme eines ausgewählten Krankenmaterials, das jeweils für Unterrichts- oder Forschungszwecke notwendig ist. Schließlich bilden poliklinische Beobachtungen wichtige Ergänzungen der klinischen Untersuchungs- und Behandlungsmethoden.

Es würde mich zu weit führen, wenn ich darauf eingehen wollte, was wir an medizinischem Wissen aus der

Poliklinik gelernt haben. Doch möchte ich einige Beispiele anführen, die allgemeines Interesse verdienen. Im Laufe der Jahre sah ich in der Prager Poliklinik eine größere Zahl von Kindern mit hämorrhagischer Nephritis. Selbstverständlich schärfte ich den Müttern für diese Kinder strengste Bettruhe ein, wie es damals medizinischer Lehrsatz war. Die Poliklinik lag am Ende einer Gasse, die mit vierstöckigen Häusern bebaut war und in der eine kinderreiche Bevölkerung wohnte. Die Kinder spielten Sommer und Winter den ganzen Tag auf der Straße. Wenn ich in die Klinik ging, erkannten mich die Kinder, aber auch ich erkannte meine Patienten. Zu meinem Erstaunen sah ich, daß auch die Kinder mit hämorrhagischer Nephritis herumliefen und spielten. Dies veranlaßte mich, diese Fälle besonders zu verfolgen, und dabei ergab sich, daß keines dieser Kinder starb und daß die Nephritis rasch und vollkommen ausheilte.

Ich folgerte daraus, daß der alte Lehrsatz von der Notwendigkeit der Bettruhe falsch war, und behandelte seit jener Zeit alle Kinder mit hämorrhagischer Nephritis so, daß sie aufstehen und sich frei bewegen durften, wenn sie keine Ödeme hatten. Meine Erfahrungen bestätigten immer wieder die Richtigkeit dieses Vorgehens. Lange Jahre stand ich damit allein. Endlich fanden sich doch Kollegen, die meine Ansicht nachprüften und anerkannten.

Ein Seitenstück dazu bieten Beobachtungen, die wir in der Breslauer Poliklinik machen konnten. Im Winter und Frühjahr wurden uns viele Säuglinge und Kleinkinder mit Pneumonien (meist Bronchopneumonien) gebracht. Die Mütter kamen mit den Kindern auch bei kaltem und nassem Wetter und hatten oft einen großen Weg bis zur Poliklinik zurückzulegen. Wenn man dann die fiebernden und schwer atmenden Kinder untersuchte, hatte man den Eindruck, daß es ein Unrecht sei, diese Patienten dem schlechten Wetter auszusetzen. War in der Klinik Platz, so nahmen wir schon aus Mitleid die Kinder auf. Dabei ergab sich aber eine unerwartete Erfahrung. Die Kinder, die wir in die Klinik aufnahmen, starben fast alle, während die poliklinisch behandelten meist am Leben blieben. Wir waren dadurch zu dem Schlusse gezwungen, daß der Transport der Kinder in der kalten Luft kein Schaden, vielleicht sogar nützlich sein könne. Dies war die Veranlassung, die Freiluftbehandlung zu versuchen, die heute allgemein anerkannt ist und vielleicht sogar in ihrem Werte überschätzt wird.

Eine anderweitige Erfahrung machten wir mit Säuglingen, die wir aus der Poliklinik in die Klinik aufnahmen. Wir wählten absichtlich Säuglinge aus, die künstlich genährt waren und sich anscheinend in einem guten Ernährungszustand befanden. Sie wurden wegen Affektionen, wie z. B. Angiom oder Hasenscharte usw., aufgenommen, die nichts mit der Ernährung zu tun hatten. Wir ließen uns von den Müttern genau angeben, wie oft die Kinder gefüttert wurden und was sie qualitativ und quantitativ bekamen, und bemühten uns, dies in der Klinik einzuhalten. Dabei ergab sich, daß keines dieser Kinder in der Klinik so gedieh, wie dies zu Hause der Fall war. Meist waren wir bald gezwungen, Änderungen in der Ernährung vorzunehmen. Daraus waren wir zu dem Schluß gelangt, daß das Gedeihen der Kinder nicht mit der quantitativen und qualitativen Nahrungsaufnahme genügend gekennzeichnet ist, sondern noch von anderweitigen Faktoren abhängig ist, die damals die Klinik noch nicht erfüllte. Ich führe diese wichtige Erfahrung an, weil sie noch heute Beachtung verlangt.

Zum Schluß möchte ich noch ein Beispiel aus dem Gebiete der Therapie anführen. Zur Zeit, als ich nach Breslau kam, galt noch der von KASSOWITZ eingeführte Phosphorlebertran als das Heilmittel der Rachitis. In der Poliklinik wurden uns zahlreiche Kinder zugeführt, die an schweren und schwersten Formen der Rachitis litten. Sie wurden alle ausnahmslos mit Phosphorlebertran behandelt, der damals so billig war, daß ihn auch die Ärmsten kaufen konnten. Wir sahen nur bei den leichtesten Fällen eine ausreichende Heilwirkung. Bei den schweren Fällen konnten wir uns von einer solchen nicht überzeugen. Damit war für uns die Behandlung der Rachitis keine erledigte Angelegenheit, sondern eine Aufgabe von weittragender Bedeutung. Mit dieser Kritik standen wir damals vereinsamt und unbeliebt da. Die Zukunft hat aber die Richtigkeit derselben bewiesen.

Damit will ich meine Ausführungen über die Polikliniken schließen und mich dem großen Kapitel der Kinderklinik zuwenden, das mir besonders wichtig erscheint.

II.

Wenn man als Arzt den Beschluß faßt, sich einem Spezialgebiete zu widmen, so hat man zunächst das Bedürfnis, sich über die Literatur desselben zu orientieren. Die deutsche Pädiatrie war zu der Zeit, als ich Anfänger war, auf keiner hervorragenden Höhe. Führend war damals in der ganzen Welt die französische Pädiatrie. Wer sich mit der Pädiatrie ernst befassen wollte, mußte französische Literatur studieren. In Frankreich hatte man Kinderkrankenhäuser und Findelanstalten. Dies gab die Möglichkeit, die ganze Pädiatrie wissenschaftlischer Forschung zugänglich zu machen. Es gab infolgedessen eine große Literatur über die Krankheiten der größeren Kinder, aber auch ausgezeichnete Werke über Säuglingskrankheiten. Ich las mit großem Interesse die Bücher von BONCHUT, von RILLIET und BARTHEZ und von PARROT. Sie dienten mir zur Einführung in die Pädiatrie.

Zeitschrift für Kinderheilkunde gab es damals in Frankreich nur eine, die *Revue mensuelle*, die später einging und dem *Archiv für Kinderkrankheiten* Platz machte. Neugierig warteten wir auf jede neue Nummer, um zu erfahren, was es Neues in Frankreich gab.

Wie stand es zu derselben Zeit in Deutschland? Es gab nur ein Lehrbuch der Kinderkrankheiten von HENOCH. Dieses war sehr beliebt, nicht nur, weil es das einzige war, sondern weil es sehr gut dem praktischen Arzte das vermittelte, was dieser brauchte. Es hatte nur einen Fehler, daß die Säuglingskrankheiten entsprechend dem damaligen Stande der Pädiatrie in Deutschland nicht gleichwertig dem übrigen Teil des Lehrbuches behandelt waren.

Zeitschrift für Kinderheilkunde gab es nur eine in Deutschland. Es war das Jahrbuch, das in Österreich gegründet wurde, später aber in einen deutschen Verlag überging. Die Literatur ist ein Spiegelbild der Aktivität eines Faches. Deshalb erscheint es mir gerechtfertigt, hier etwas über die Entwicklung der pädiatrischen Literatur in Deutschland zu berichten. Vier Dezennien nach meiner Ankunft in Deutschland gab es 6 Zeitschriften für Kinderheilkunde. Damit übertrafen wir alle Länder der Welt. Es ist damit aber nicht gesagt, daß dies tatsächlich notwendig war. Es wurde zuviel und viel zu umfangreich geschrieben.

Die zweite Zeitschrift, die nach dem Jahrbuch erschien, war das Archiv für Kinderheilkunde. Begründet wurde es von BAGINSKY. Er vertrug sich schlecht mit seinen Fachkollegen und suchte sich deshalb, wo es möglich war, eine Sonderstellung zu schaffen. In den ersten Jahren wurde es nur mit Arbeiten seiner wenigen Freunde gefüllt. Später machte es manche Wandlung durch und ist jetzt eine angesehene Zeitschrift, die besonders von der Wiener Pädiatrie bevorzugt wird.

Das Archiv hatte vor dem Jahrbuch den großen Vorteil, daß das Erscheinen seiner Lieferungen nicht an eine bestimmte Zeit gebunden war. Ein Heft erschien, wenn genügend brauchbare Manuskripte eingelaufen waren. Dies ist für wissenschaftliche Zeitschriften meiner Ansicht nach der einzig richtige Modus. Jede periodisch, beispielsweise monatlich erscheinende Zeitschrift ist genötigt, manchmal schwache Arbeiten aufzunehmen, nur um das periodische Erscheinen einhalten zu können. Niemand wird dies gutheißen.

Als dritte Zeitschrift erschien die von KELLER herausgegebene Monatsschrift. Sie sollte kurze Originalbeiträge und als Novum kritische Referate bringen. Der Zweck dieser sollte sein, die Literatur über Kinderheilkunde von dem Ballast zu befreien, der ihr noch aus der Zeit anhing, als sie nur wenig wissenschaftliche Bearbeitung fand. Dieses Vorgehen erwies sich als zweckmäßig, war aber auf die Dauer nicht durchzuhalten. Kritik, auch wenn sie noch so berechtigt war, wurde fast stets als persönliche Beleidigung empfunden. So fanden wir nicht Referenten, die sich gleich uns wegen der Referate dauernd Feindschaften zuziehen wollten.

Nach dem Tode KELLERS übernahm BESSAU die Leitung der Monatsschrift. Er ersetzte den Referatenteil durch Sammelreferate, eine Neuerung, die auch mir einen Fortschritt zu bedeuten scheint.

An vierter Stelle tauchte die Zeitschrift für Kinderheilkunde im Verlag von SPRINGER auf. Wie in der Autobiographie von HEUBNER zu lesen ist, wurde diese Zeitschrift als Bollwerk gegen das Jahrbuch gegründet. Natürlich war dies nicht gegen den Inhalt des Jahrbuches, sondern nur gegen die Herausgeber desselben gerichtet. Es beleuchtet die Kollegialität, die unter den

Pädiatern damals herrschte, auf die ich später noch zu sprechen komme. Die Zeitschrift brachte nur Originalarbeiten und keine Referate. Für diese war die folgende Zeitschrift vorgesehen.

Als fünfte Zeitschrift möchte ich das Zentralblatt für Kinderheilkunde anführen. Zentralblätter wurden Mode. Ob sie notwendig waren, darüber kann man verschiedener Meinung sein. Ich selbst bin nicht davon überzeugt. Bei der Größe der internationalen Literatur kann es kein vollständiges Zentralblatt geben. Wichtiger erscheint mir aber noch die mangelhafte Qualität der Referate. Man ist froh, wenn man Referenten findet, und von diesen sind nicht alle gleich geeignet, brauchbare Referate zu liefern. Auch gut referieren ist eine Kunst, die großes Wissen und klares Urteil verlangt, um das Wesentliche vom Nebensächlichen zu trennen.

Ein mustergültiger Referent war für das Jahrbuch ESCHERICH. Er referierte schon als Assistenzarzt, setzte aber diese Tätigkeit noch, als er Professor geworden war und bis er die höchste Stufe seiner Laufbahn erreichte, fort. Solche Referenten gibt es nur wenige. Die meisten hören auf, wenn ihnen ihre Stellung größere Aufgaben zumutet.

Das Referatwesen hat Folgen, die mir nicht als Fortschritt erscheinen. Die Originalarbeiten werden weniger gelesen, weil man aus den Referaten schneller und einfacher ihren Inhalt erfahren kann. Die Referate erleichtern ferner Zitate. Diese sind ein Übel der modernen medizinischen Literatur. Manche Arbeit besteht zum größten Teil aus Zitaten. Unsere Literatur ließe sich stark einschränken, wenn dieser Unfug aufhören würde.

Als sechste Zeitschrift für Pädiatrie erschien die „Kinderärztliche Praxis". Wiederholt wurde geklagt, daß die wissenschaftlichen Arbeiten in den Zeitschriften nicht den Bedürfnissen des praktischen Arztes entsprechen. Deshalb bemühte sich eine Verlagsbuchhandlung, diesem Übelstande durch eine besondere Zeitschrift abzuhelfen. Da die medizinischen Wochenschriften diesen Zweck erfüllen, so ist nicht ohne weiteres die Notwendigkeit der „Kinderärztlichen Praxis" einzusehen. Ich hätte sie nicht gegründet. Andere denken anders. Soviel ich weiß, erfreut sich die Zeitschrift eines großen Anhanges.

Man könnte mir den Vorwurf machen, daß ich einzelne, vorübergehend erschienene Zeitschriften nicht angeführt habe. Es ist nicht die Folge von Unkenntnis. Diese Zeitschriften waren aber so minderwertig, daß sie an dieser Stelle, wo von Wissenschaft die Rede sein soll, nicht erwähnt werden können.

Eine merkwürdige Literaturquelle bildeten die Jahresberichte der Kinderkrankenhäuser. Sie enthielten manchmal Berichte über kasuistische Fälle oder kurze Mitteilungen therapeutischer Erfahrungen. So z. B. wurden deshalb Demmes Jahresberichte oft zitiert. Es war ein Zeichen der Armut an besserer Literatur.

Nun komme ich auf die Lehrbücher zurück. Lange Jahre war Henochs Buch das Lehrbuch der Ärzte. Seine Verbreitung läßt sich schon aus der Zahl der Auflagen, wie ich erfuhr, waren es elf, schließen. Das Buch war in Form von Vorlesungen geschrieben. HENOCH verzichtete auf die Vollständigkeit eines Lehrbuches und schrieb nur über das, was er kannte. Der Erfolg HENOCHS ließ BAGINSKY nicht ruhen. Er schrieb auch ein Lehrbuch, das den Anforderungen seiner Zeit entsprach. Es konnte aber gegen das HENOCHsche Buch nicht aufkommen. Ich glaube, daß dies nur darauf zurückzuführen war, daß sich HENOCH als Persönlichkeit allgemeiner Beliebtheit erfreute, während BAGINSKY allen Pädiatern gegenüber eine isolierte Stellung einnahm.

Beide Lehrbücher verschwanden vom Schauplatz mit dem Tode ihrer Verfasser. Es fand sich niemand, der bereit gewesen wäre, sie zu modernisieren und fortzuführen.

Aus der Folgezeit ist besonders das Lehrbuch von HEUBNER hervorzuheben. Als Lehrbuch war es etwas zu groß, es umfaßte zwei große Bände. Aber HEUBNER schrieb nicht aus zusammengesuchter Literatur, sondern aus eigener Erfahrung. Dies gibt seinem Lehrbuch einen dauernden Wert, es bleibt ein wertvolles Nachschlagewerk. Besonders die Kapitel über die Infektionskrankheiten bieten selbst dem erfahrenen Kinderarzt viel Interessantes.

An vierter Stelle möchte ich das Lehrbuch von BIRK nennen. Es ist am besten den Bedürfnissen der Studenten, namentlich der Prüfungskandidaten angepaßt. BIRKS Lehrbuch zerfällt in zwei Teile. Der eine umfaßt die Säuglingskrankheiten, der andere die Pathologie der älteren Kinder. Besonders erwähnenswert erscheint mit der erstere Teil. Er bringt zum erstenmal die Ernährungslehre in moderner Darstellung und in einer für den Studenten genießbaren Form. Die Brauchbarkeit des Buches beweisen schon die acht Auflagen, die bereits erschienen sind.

Auch BENDIX gab ein Lehrbuch heraus, das seinem Umfang nach für die Studenten bemessen war. Es erfreute sich besonders in Skandinavien großer Beliebtheit.

Abgesehen von den genannten sind noch mehrere Lehrbücher, darunter eines bedauerlicherweise sogar in Taschenformat, erschienen. Diese erscheinen mir keiner Erwähnung wert. Ich dachte zuerst an die Lehrbücher, die von einem einzelnen Autor verfaßt waren. Die Kinderheilkunde blieb aber nicht verschont von dem Einflusse von Verlagsbuchhandlungen, die Lehrbücher schufen, in denen der einzelne Autor nur ein Kapitel bearbeitete. Man sprach von Sechs-Männer-Büchern. Die Zahl der Autoren war aber nicht beschränkt. Solche Lehrbücher waren ein gutes Geschäftsunternehmen, denn jeder Mitarbeiter mußte das Buch, an dem er beteiligt war, empfehlen. Dadurch war ein Absatz des Buches für den Verleger gesichert. Ob dies in wissenschaftlicher Hinsicht ein Fortschritt war, erscheint mir sehr fraglich. Diesen Lehrbüchern fehlte die Einheitlichkeit, und die einzelnen Kapitel waren nicht gleichwertig, denn manche mußten von Autoren übernommen werden, die durch keine besonderen Kenntnisse dazu qualifiziert waren. Ein solches Lehrbuch der Kinderheilkunde wurde von FEER herausgegeben. Es hatte acht Mitarbeiter. In den verschiedenen Auflagen trat mehrmals ein Wechsel einzelner Mitarbeiter ein. Das Buch zeigt mit der Zunahme der Auflagen eine fortschreitende Entwicklung. Es hat sich gut eingebürgert, obzwar es als Lehrbuch für Studenten etwas zu umfangreich ist. Dabei fehlen trotzdem einzelne wichtige Kapitel, wie z. B. über Erziehung des normalen und noch mehr des pathologischen Kindes.

Das Lehrbuch von FEER hat schon Nachahmung gefunden. DEGKWITZ, ECKSTEIN, FREUDENBERG, GYÖRGY und ROMINGER haben ein kürzer gefaßtes Lehrbuch herausgegeben. Eine zweite Auflage ist in Vorbereitung.

Zum Schluß muß ich noch eine merkwürdige Erscheinung in der pädiatrischen Literatur erwähnen, die meiner Ansicht nach zur unrechten Zeit erschienen ist. PFAUNDLER und SCHLOSSMANN glaubten, daß die Notwendigkeit vorliegt, ein mehrbändiges Handbuch der Kinderheilkunde herauszugeben, in dem die einzelnen Kapitel von ausgewählten Autoren bearbeitet wurden. Ich und meine Mitarbeiter zählten nicht zu den Auserwählten. Wir lehnten nicht die Mitarbeit ab, sondern wurden dazu nicht aufgefordert. PFAUNDLER und SCHLOSSMANN verfügten über eine solche große Zahl von Hilfskräften, daß sie uns nicht brauchten. Dies war ein wunder Punkt bei dem Unternehmen. Die deutsche Pädiatrie war damals noch zu jung. Sie hatte nicht genügend reife Autoren für die Aufgaben eines Handbuches. Die natürliche Folge war, daß es nicht den Erwartungen entsprach. Ein Handbuch ist ein Nachschlagewerk, in dem man sich zu informieren sucht, wenn das Lehrbuchwissen nicht ausreicht. Dazu gehört eine Bearbeitung, die viel Wissen, Erfahrung und Literaturkenntnis voraussetzt. Eine solche stand damals, als die erste Auflage des Handbuches erschien, noch nicht zur Verfügung. Deshalb habe ich oben gesagt, daß das Handbuch nicht zur rechten Zeit erschienen ist.

Die erste Auflage des Handbuches war noch nicht verkauft, als man sich in Erkenntnis der Schwächen des Werkes zu einer zweiten verbesserten Auflage entschloß. Sie ist gekennzeichnet durch einen weitgehenden Wechsel der Mitarbeiter bei der Verteilung des Stoffes. Die 2., 3. und 4. Auflage sind besser als die erste. Trotzdem geben sie noch zu Klagen Veranlassung. Bei der großen Zahl der Mitarbeiter ist dies unvermeidlich. Ein Kapitel ist vorzüglich, ein anderes mangelhaft. Ob sich dieser Fehler überhaupt ausschalten läßt, erscheint fraglich. Mit einem Handbuch wird man zufrieden sein müssen, wenn die Mehrzahl der Kapitel gute Bearbeiter gefunden hat.

Mit dem Hinweis auf Zeitschriften und Lehrbücher ist die pädiatrische Literatur nicht erschöpft. Ich werde im weiteren Verlaufe meiner Ausführungen Gelegenheit haben, auf einzelne bemerkenswerte Literaturerscheinungen einzugehen, die ich hier nicht angeführt habe. Das, worauf es mir zunächst ankam, war, die Zeit zu kennzeichnen, als ich im Jahre 1894 nach Deutschland berufen wurde. Damals war die Kinderheilkunde an den Universitäten kein obligates Lehrfach. Kein Student der Medizin brauchte Pädiatrie zu hören. Sie war auch nicht Prüfungsfach. Es gab keine staatlichen Kinderkliniken, nur an einzelnen, aus Privatmitteln unterhaltenen Kinderkrankenhäusern konnten sehr strebsame Studenten kranke Kinder sehen. Diese Krankenhäuser nahmen keine Säuglinge auf, weil sie nicht dazu eingerichtet waren und weil die kleinen Kinder sehr stark die Mortalität in den Anstalten belastet hätten. Da Deutschland keine Findelanstalten hatte, so fehlte tatsächlich jede Gelegenheit, die Krankheiten der jüngsten Kinder, also gerade den wichtigsten Teil der Pädiatrie, kennenzulernen.

Zu gleicher Zeit gab es in Deutschland eine sehr hohe Kinder- und Säuglingssterblichkeit. Diese gab aber zu keiner Beunruhigung Veranlassung, denn der Zuwachs an Kindern war so groß, daß trotz allem die Zunahme der Bevölkerung befriedigend war. Die große Sterblichkeit betrachtete man als Auslese.

Das Verlangen nach einer Pädiatrie stellte sich stets ein, wenn zwischen Sterblichkeit und Zuwachs ein Mißverhältnis entstand. Dieses drohte Deutschland. Eine Persönlichkeit, die dies sehr bald erkannte, war der damalige preußische Ministerialdirektor ALTHOFF. Ihm verdanken wir die Möglichkeit der Entwicklung einer deutschen Pädiatrie, und wer je eine Geschichte der Kinderheilkunde schreiben wird, muß seiner in größter Dankbarkeit gedenken.

In Breslau gab es einen Dozenten für Pädiatrie, es war SOLTMANN. Er habilitierte sich für dieses Fach mit einer Arbeit, die er bei dem Physiologen HEIDENHAIN gemacht hatte und durch die er bekannt wurde. Es waren Untersuchungen über die Erregbarkeit der Hirnrinde neugeborener Tiere. Er hatte keine Klinik oder Poliklinik zur Verfügung, sondern hielt seine Vorlesungen, die nur von wenigen Studenten besucht waren, in einem aus Privatmitteln unterhaltenen kleinen, sehr ärmlich eingerichteten Kinderspital an der Peripherie der Stadt. Im Jahre 1893 wurde SOLTMANN nach Leipzig als Pädiater berufen. Eine Stellung wurde dadurch nicht frei, weil SOLTMANN keine hatte. Es bestand aber doch der Wunsch nach einem Pädiater. Dies gab die Veranlassung, daß mich ALTHOFF nach Berlin bat, um mit mir über eine Berufung nach Breslau zu beraten.

Ich kannte die Stadt Breslau nicht, auch niemanden von der medizinischen Fakultät und wußte nicht, wie und wo SOLTMANN unterrichtet hatte. Deshalb fuhr ich über Breslau nach Berlin. Es war während der Herbstferien. Infolgedessen traf ich niemanden von der Fakultät zu Hause. Als ich erfahren hatte, wo SOLTMANN seine Vorlesungen hielt, suchte ich das kleine Kinderspital auf und war mir darüber klar, daß unter solchen Umständen Breslau unannehmbar sei. Ich fuhr nach Berlin, nur um diese Erklärung abzugeben. Meine damalige Situation, über die ich hier berichten will, erlaubte es mir, Breslau abzulehnen. Kurze Zeit vor meiner Reise nach Berlin wurde ich nach Innsbruck berufen, wo ich die

Leitung einer Kinderklinik übernehmen sollte. Dies erschien mir verlockender als Breslau. Es kam aber anders. ALTHOFF beruhigte mich sofort, daß man nicht daran dächte, mich in die Situation von SOLTMANN zu versetzen, sondern daß die Absicht bestehe, etwas für Breslaus Pädiatrie zu tun. Er zeigte sich glänzend informiert über die Forderungen der Zeit und begrüßte mich mit den Worten, daß die Ärzte Deutschlands vor allem etwas von den Krankheiten des Säuglings und Kleinkindes lernen müßten. Da ich nach meiner Ausbildung in einer Findelanstalt besondere Kenntnisse auf diesem Gebiete aufzuweisen habe, so sagte ALTHOFF, müßte ich der richtige Lehrer für Deutschland sein, und deshalb wünschte er, mit mir zu verhandeln. Darauf stellte ich die mir notwendig erscheinenden Forderungen. Diese waren: Erstens eine Klinik aus staatlichen Mitteln, vollständig gleichberechtigt den übrigen Kliniken. Zweitens obligaten Unterricht für alle Studenten und drittens Pädiatrie als Prüfungsfach.

Schwierigkeiten machte besonders die erste Forderung. Der Bau einer Klinik, wie ich sie mir dachte, erfordert große Mittel, die das Finanzministerium nicht leicht bewilligen wird. Dabei ist zu berücksichtigen, daß die Errichtung der Klinik bald auch die anderen Universitäten zu einer gleichen Forderung veranlassen wird. Auf diese Weise entsteht eine Belastung des Finanzministeriums von gewaltigem Ausmaß.

Trotz aller Bedenken wegen der Zustimmung des Finanzministeriums (tatsächlich brauchte diese mehrere

Jahre) entschloß sich doch ALTHOFF, auf meine Wünsche einzugehen, und ich wurde als a. o. Professor (Ordinariate für Pädiatrie gab es noch nicht) und als Direktor der Universitäts-Kinderklinik, die aber noch nicht da war, für Breslau ernannt. Meine Ernennung war für Deutschland ein Novum und von weittragender Bedeutung. Wenn jetzt jede deutsche Universität ihre staatliche Kinderklinik hat und die Pädiatrie obligates Lehr- und Prüfungsfach ist, so denkt kaum jemand daran, wie dies zustande gekommen ist.

ALTHOFF berief mich, wie ich später aus einer Autobiographie von HEUBNER erfuhr, auf dessen Vorschlag. Er hielt mich für besonders geeignet, die Ärzte in den Krankheiten der Säuglinge zu unterrichten. Diese Meinung stützte sich auf meine Vorbildung. Ich hatte meine ganze Zeit vor Breslau in der Prager Kinderklinik zugebracht, die in ihrer Art einzig dastand. Sie war die Hälfte der Landesfindelanstalt, die zweite Hälfte war damals bereits für die tschechische Universität abgetrennt. Direktor der Klinik war Professor A. EPSTEIN. Den größten Teil des Belages der Klinik machten Säuglinge aus. Für ältere Kinder bis zu sechs Jahren war nur eine kleine, abgesonderte Station vorhanden, die mit Findlingen belegt wurde, die in der Außenpflege erkrankten und von den Ärzten in die Anstalt überwiesen wurden. Die Zahl der in der Klinik aufgenommenen Kinder betrug im Jahre durchschnittlich 4500. Die Säuglinge kamen aus der deutschen Frauenklinik und der Hebammenklinik. Soweit sie gesund und normal waren, wurden sie gleich an Pflegefrauen in Außenpflege abgegeben. Es blieben in der Klinik die kranken und die früh- oder schwachgeborenen. Für letztere galt die Verfügung, daß sie erst verschickt werden durften, wenn sie mindestens ein Körpergewicht von 3000 g erreicht hatten. Daraus ergab sich, daß stets eine große Zahl von Schwachgeborenen in der Klinik lagen. Jedes Kind hatte seine Amme und damit seine eigene Pflegerin. Auf diese Weise wurden brauchbare Bedingungen geschaffen, um in den sehr primitiven Gebäuden Klinik halten zu können. Die wenigen Pflegerinnen, die es gab, hatten nur dafür zu sorgen, daß die Ammen ihre Kinder vorschriftsmäßig nährten und behandelten.

Ich will im folgenden noch etwas mehr von der Prager Kinderklinik berichten, da mir dies wichtig erscheint. Sie besteht nicht mehr in der Form meiner Zeit. Kurz nachdem ich Prag verlassen hatte, wurde die Abteilung für größere Kinder abgetrennt und der tschechischen Universität angegliedert. Die alten, schlechten Gebäude, in denen die Klinik untergebracht war, wurden abgebrochen und an deren Stelle ein moderner Neubau errichtet, in dem nichts an die alten Zustände erinnert.

Wie bereits erwähnt, gab es in der Klinik zuerst große Gelegenheit, die Krankheiten der Neugeborenen zu studieren, denn diese wurden, wenn sie Krankheiten zeigten oder wenn die Mutter in bedenklichem Zustande war, sofort am ersten Tage in die Klinik verlegt. Sie belasteten am stärksten die Mortalität in der Kinderklinik. Verhängnisvoll wurde den Neugeborenen manchmal die erste Besiedlung des Darmtractus mit Bakterien. Sie erkrankten dabei schon am ersten oder zweiten Tage mit schweren gastrointestinalen Symptomen und erlagen diesen Infektionen meist Ende der ersten Woche. Die Ernährung mit Frauenmilch genügte nicht, um die pathologischen Zustände im Darm auszugleichen. Mit Hilfe der damals üblichen Behandlungsmethoden konnten nur wenige dieser Kranken gerettet werden.

Wie ich gehört habe, hat mit der fortschreitenden Geburtshilfe die Zahl der in dieser Weise erkrankenden Kinder stark abgenommen. Zu meiner Zeit gab es noch viel solcher Fälle.

Interessant war das Vorkommen von Geburtsverletzungen. Auf den Stationen der Frauenkliniken, von denen wir die Kinder bekamen, wechselten die Assistenzärzte. Wenn wir in kurzer Zeit die mannigfaltigsten Geburtsverletzungen zu sehen bekamen, so ließ sich jedesmal nachweisen, daß diese aus einer einzelnen Station herrührten und einem bestimmten Assistenzarzt zuzuschreiben waren. Ging dieser Arzt ab, so verschwanden mit ihm auch die Geburtsverletzungen. Wir lernten daraus, daß nicht jeder Arzt die gleiche Eignung zum Geburtshelfer hat, aber auch, daß die Mehrzahl aller Geburtsverletzungen vermeidbar ist.

Die Versorgung des Nabels war damals schon sehr zweckmäßig durchgeführt, so daß Nabelinfektionen keine nennenswerte Rolle spielten.

Lues gab es stets, aber die Zahl der davon betroffenen Kinder war nicht groß. Sie wurden alle nur mit Schmierkuren behandelt. Die von anderer Seite empfohlene innere Behandlung mit Kalomel wurde nie angewandt. Alle luetischen Kinder wurden von ihren Müttern an der Brust ernährt.

Verschweigen möchte ich nicht ein Erlebnis aus meiner Assistentenzeit, das sich kaum jemals wiederholen wird. In der Hebammenklinik war der Leiter ein sehr alter Herr, der eines Tages auf den Gedanken kam, die CREDÉsche prophylaktische Behandlung der Augen aufzugeben, weil es bei den Kindern keine Augengonorrhöe mehr gab. Die Folge dieser Verfügung war furchtbar. In kurzer Zeit war unsere Klinik mit Kindern überfüllt, die an Augengonorrhöe erkrankt waren. Es blieb nichts anderes übrig, als den Hebammenlehrer behördlicherweise zu zwingen, das CREDÉsche Verfahren wieder aufzunehmen. Schlagartig erlosch damit die Augengonorrhöe. Wir machten damit die Erfahrung, wie stark die Gonorrhöe verbreitet war und mit welcher absoluten Sicherheit das CREDÉsche Verfahren hilft.

Vaginalgonorrhöen sahen wir nur bei weiblichen Steißgeburten. EPSTEIN empfahl infolgedessen, bei diesen Fällen das CREDÉsche Verfahren auch an dem Genitale zu verwenden.

Alle Säuglinge in der Klinik wurden mit Frauenmilch ernährt. Dies geschah auf Wunsch von Professor EPSTEIN. Die Sterblichkeit in der Klinik war früher sehr hoch, und es gelang nur mit Überwindung großer Schwierigkeiten, sie allmählich auf fünf Prozent herabzudrücken. Um diesen Erfolg zu erhalten, wurde jeder Versuch einer künstlichen Ernährung ausgeschaltet. Unter diesen Umständen fehlte in der Klinik jede Gelegenheit, die Technik der künstlichen Ernährung zu studieren. Ich benutzte dazu die Zeit der großen Sommerferien, in der ich stellvertretender Chef war.

Was Frauenmilch leisten kann und was nicht, konnte man in der Prager Kinderklinik in besonderer Art lernen. Als oberster Grundsatz galt, daß die Milch der einzelnen Frauen nicht gleichwertig ist. Es gibt große Unterschiede in der chemisch leicht nachweisbaren Zusammensetzung, wie z. B. hoher oder niedriger Fettgehalt. Abgesehen davon nahm man aber an, daß noch jeden Frauenmilch besondere Eigenschaften hat, die mit der damals und heute zur Verfügung stehenden Methodik nicht nachweisbar sind und die sich nur aus der Reaktion des gestillten Kindes erschließen lassen. Die Vorstellung, daß die Kinder konstitutionell verschieden sein können, gab es damals nicht. Infolgedessen wurde jedes Nichtgedeihen eines Brustkindes auf die Qualität der Frauenmilch bezogen. Der Ammenwechsel war der Weg, auf dem man eine Besserung erwartete. Diese Anschauung fand ihre scheinbare Bestätigung in der Tatsache, daß es oft nach mehrmaligem Ammenwechsel gelang, eine Amme zu finden, bei der das Kind besser gedieh als vorher.

Welche große Rolle damals der Ammenwechsel spielte, kann sich heute kaum ein Arzt vorstellen, weil es bei uns fast keine Ammen mehr gibt. Sobald ein Kind nicht sehr gut gedieh oder Krankheitssymptome des Magendarmtractus zeigte, wurde zu allererst der Ammenwechsel vorgenommen, der niemals Schwierigkeiten machte, weil wir stets Ammen in großer Zahl zur Verfügung hatten. Ohne Zweifel wurde damit in der Prager Kinderklinik Mißbrauch getrieben. Etwas Wahres ist aber an den Unterschieden der Frauenmilch. Der Satz, der heute überall vertreten wird, Frauenmilch ist Frauenmilch, und jede ist gleichwertig, ist sicher nicht richtig.

Besonders erwähnenswert erscheint mir die Tatsache, daß ich in meinen Assistentenjahren bei der gewaltigen Zahl von Säuglingen, die ich gesehen habe, niemals das Krankheitsbild der Pylorusstenose beobachtet habe. Da alle Kinder, die in der Klinik starben, seziert wurden und auch dabei keine Pylorusstenose gefunden wurde, so kann auch von einem Nichterkennen nicht gesprochen werden. Ich erkläre mir das Fehlen der Pylorusstenosen durch den Ammenwechsel und bin bereit, manche Frauenmilch als auslösende Ursache des Erbrechens zu deuten.

Die Ernährungsstörungen der Säuglinge wurden vollständig nach der französischen Schule behandelt. So gab es auch nur die Diagnosen: Dyspepsie und Gastroenteritis.

Professor EPSTEIN hatte die Magenausspülung in die Therapie der Säuglinge eingeführt. Auf seinen Wunsch wurde sie in der Klinik viel angewendet, ich möchte sogar sagen, mißbraucht. Einen Schaden glaube ich von der Magenausspülung nicht gesehen zu haben. Aber von einem Nutzen derselben konnte ich mich nicht überzeugen. Dies macht es verständlich, daß ich die Magenausspülung später in meiner eigenen Klinik nicht anwandte. Für erlaubt hielt ich sie nur im Beginn einer akuten Ernährungsstörung. Die vielen Magenausspülungen in der Prager Kinderklinik ermöglichten es aber mir und meinen Mitarbeitern, gründliche Studien der Magenfunktion unter normalen und pathologischen Verhältnissen vorzunehmen, mit Hilfe derer wir große Fortschritte anbahnen konnten. Welche Wichtigkeit ich diesen Studien beilegte, zeigte ich damit, daß ich für meine Antrittsvorlesung als Dozent die Magenfunktionen der Säuglinge als Thema wählte.

Ich beabsichtigte mit dem, was ich hier angeführt habe, die Eigenheiten des Kindermaterials in der Prager Kinderklinik zu beleuchten und auf einzelne Beobachtungen hinzuweisen, die sich daraus ergeben. Es ist nicht meine Absicht, hier die ganze wissenschaftliche Tätigkeit der Klinik zu besprechen. Hinweise werden sich mehrfach bei der Besprechung der weiteren Entwicklung der Pädiatrie notwendig erweisen. Jetzt will ich zunächst auf die bereits erwähnten Studien über die Magenfunktionen bei Säuglingen näher eingehen.

In der Zeit, als ich in Prag war, galt allgemein als Lehrsatz, daß ein Säugling zweistündlich Nahrung erhalten soll. Von wem dieser Lehrsatz stammte, konnte ich nicht ausfindig machen. Ich vermute, daß er von

Frauenärzten angegeben wurde. Solange es sich um Brustkinder handelte, war der Lehrsatz zwar nicht richtig, aber kein Unglück, denn Brustkinder gedeihen auch oft sehr gut, wenn sie zweistündlich genährt werden. Da dies eine Maximalernährung ist, so überrascht es nicht, wenn die Kinder bald nach der Mahlzeit etwas von der Milch ausspeien. Dieses Speien wurde noch zu den physiologischen Erscheinungen gerechnet. Aus jener Zeit stammt das Sprichwort: Speikinder Gedeihkinder.

Das Unglück des Lehrsatzes von der zweistündlichen Ernährung zeigte sich, sobald er auf die künstliche Ernährung angewandt wurde. Dabei erkrankten die Kinder meist bald und schwer; in vielen Fällen sogar mit tödlichem Ausgang. Die Folge davon war, daß man das Absetzen der Kinder von der Brust fürchtete und als eine Gefahr betrachtete. Um dieser zu begegnen, wurden die Kinder lange ausschließlich mit Frauenmilch ernährt. Manche wurden das ganze erste Jahr hindurch gestillt. Angaben, daß man die Kinder neun Monate an der Brust lassen soll, finden sich noch heute in der Literatur. Ein Zeichen, daß die alte Angst noch nicht vergessen ist.

Um zu einem klaren Urteil zu gelangen, wie oft ein Kind in 24 Stunden gestillt werden soll, ging ich von der Beobachtung aus, wie oft von gesunden Kindern, deren Müttern keine Vorschriften gemacht wurden, Nahrung verlangt wurde. Es ergab sich dabei, daß dies im allgemeinen fünfmal in 24 Stunden der Fall war. Nur einzelne Kinder verlangten sechs Mahlzeiten, und es gab auch solche, die mit vier Mahlzeiten zufrieden waren. Als Regel ließ sich die Zahl von fünf Mahlzeiten in 24 Stunden betrachten.

Diese Regel erwies sich dauernd als richtig und bedeutete namentlich für die künstliche Ernährung den Anfang eines zweckbewußten Vorgehens. Als dies neu war, glaubten die Laien, daß wir die Kinder hungern lassen. Daß dies Laien taten, war verzeihlich, daß sich aber auch Ärzte in dieser Weise äußerten, ist bedauerlich. Wie solche Vorurteile überwunden werden, sehen wir daran, daß heute die fünf Mahlzeiten für einen Säugling etwas Selbstverständliches sind und daß es sogar keine Schwierigkeiten macht, den Kindern schon im zweiten Halbjahr nur vier Mahlzeiten zu geben.

Die Beobachtungen der Magenvorgänge mit Hilfe der Magenausspülungen lehrten uns, daß das Brustkind in der Regel zwei Stunden nach der Mahlzeit einen leeren Magen aufwies. Trotzdem verlangte es nicht nach Nahrung. Es schlief meist noch zwei Stunden mit leerem Magen. Dies hatte auch noch die Leerstellung eines Teiles des Duodenums zur Folge. Bei künstlicher Ernährung wurde der Magen erst nach drei Stunden oder noch später leer. Ist die Leerstellung des Magens zwischen zwei Mahlzeiten ein notwendiger Vorgang zur Erhaltung normaler Zustände im Magendarmtractus, und dies ist nach den Ergebnissen unserer Untersuchungen tatsächlich der Fall, so ergibt sich, daß für das künstlich genährte Kind die Feststellung der Intervalle zwischen den einzelnen Mahlzeiten die erste wichtige Forderung ist. Diese Errungenschaft bildete den Abschluß meiner wissenschaftlichen Tätigkeit in Prag.

Ehe ich noch auf die Anfänge meiner Wirksamkeit in Breslau zu sprechen komme, möchte ich eine meiner Arbeiten aus Prag erwähnen. Ich schrieb eine Arbeit über das Kolostrum, in der ich klinisch und experimentell nachwies, daß das Kolostrum nichts anderes als eine in Rückbildung begriffene Milch ist. Daß es für die Kinder nicht notwendig ist, hatte schon RITTER VON RITTERSHEIM an Hunderten von Kindern gezeigt. Zwischen den Kindern, die das Kolostrum ihrer Mütter tranken und solchen, denen von Anfang an nur die Milch von Ammen mit längerer Stillzeit gegeben wurde, ergab sich kein Unterschied. Trotz dieser Beobachtung und meiner weitergehenden Untersuchungen wird aber heute noch von manchen Pädiatern das Kolostrum als ein Sekret eigener Art aufgefaßt, dem Wichtigkeit für die Kinder zugeschrieben wird. Die Lehre vom Kolostrum ist ein typisches Beispiel dafür, wie leicht es ist, etwas Falsches in die Medizin einzuführen, wie schwer es aber ist, das Falsche wieder herauszubekommen.

Zur Zeit, als ich nach Breslau kam, hatte Deutschland eine sehr hohe Kindersterblichkeit. Diese war hauptsächlich veranlaßt durch die Erkrankungen der Säuglinge bei künstlicher Ernährung. Es lag somit die Forderung vor, die Fehler der künstlichen Ernährung und die dadurch verursachten Ernährungsstörungen zu studieren.

Trotz der Wichtigkeit des Gegenstandes wurde damals nicht viel auf diesem Gebiete gearbeitet An erster Stelle muß ESCHERICH genannt werden, der sich bemühte, die Rolle der Bakterien für die Nahrung und die Ernährungsstörungen zu erforschen. An zweiter Stelle möchte ich BIEDERT nennen, der unter schwierigen Verhältnissen arbeitete, aber doch sehr wichtige und anregende Beobachtungen machte.

Der populäre Mann der damaligen Zeit war aber SOXHLET, ein landwirtschaftlicher Chemiker. Er hatte einen Sterilisationsapparat für das Haus angegeben, der es erlaubte, die Säuglingsnahrung für 24 Stunden so zu behandeln, daß sie möglichst von Bakterien frei blieb. Der Apparat fand rasch eine große Verbreitung. Man glaubte damit einen Höhepunkt der Ernährungstechnik erreicht zu haben. Immer wurde nur von dem Sterilisationsapparat gesprochen. Was in den Flaschen desselben enthalten war, erschien nebensächlich. Die Ärzte empfanden es nicht peinlich, sich durch einen landwirtschaftlichen Chemiker über die Säuglingsernährung belehren zu lassen. Sie zeigten ihr Interesse an der Sache in der Weise, daß jeder seine Originalität durch eine neue Modifikation des Verschlusses der *Soxhletflaschen* zu beweisen trachtete.

Das Eingreifen SOXHLETS fiel nicht auf, weil es zu jener Zeit noch viele Laien gab, die sich mit der Säuglingsernährung beschäftigten. Es waren die Nährmittelfabrikanten, die ihre Präparate dem Publikum mit einer mächtigen Reklame aufdrängten. Die hohe Sterblichkeit jener Zeit war kein Beweis für die Richtigkeit der bestehenden Gepflogenheiten.

III.

Als ich nach Breslau kam, gab es dort noch keine Klinik. Ehe ein Neubau für Klinik und Poliklinik möglich wurde, wurde ein Provisorium geschaffen. In einem Miethause, in unmittelbarer Nähe der übrigen Kliniken, wurden die ersten Arbeitsräume eingerichtet: eine Poliklinik, eine Krankenstation mit 16 Betten und Laboratoriumsräume. Die Krankenstation wurde als Säuglingsklinik ausgestattet. Bis zum Neubau dauerte es sechs Jahre. Ich lege Gewicht darauf, gezeigt zu haben, daß sich auch unter so bescheidenen Verhältnissen erfolgreich arbeiten läßt. Nicht auf die Größe und Schönheit der Anstalt, sondern auf die Menschen, die dort arbeiten, kommt es an.

Als erstes Thema wählte ich die Frage, ob sich bei den Ernährungsstörungen der künstlich genährten Säuglinge im Darm giftig wirkende Substanzen nachweisen lassen. Nach Ausschluß der Säuren konnte ich solche nicht finden. Meine Befunde wurden nachgeprüft und bestätigt und behielten für viele Jahre ihre Gültigkeit. Nach vielen Jahren nahm man aber wieder den Gedanken auf, daß sich im Darm unter pathologischen

Verhältnissen giftig wirkende Substanzen bilden. Auf diese Forschungen komme ich später noch zu sprechen.

Fast gleichzeitig mit meinen Untersuchungen machte mein Assistent KELLER die wichtige Entdeckung, daß Kinder mit Ernährungsstörungen bei bestimmter Kost eine extrem hohe Ammoniakausscheidung zeigen. Es gelang ihm leicht, nachzuweisen, daß die Höhe der Ammoniakausscheidung von dem Fettgehalt der Nahrung abhängig ist. Da die Kinder mit schweren Ernährungsstörungen unter Erscheinungen zugrunde gehen, die der bei Azidose gleichen, so lernten wir einerseits die Gefährlichkeit des Fettgehaltes der Nahrung unter pathologischen Verhältnissen und andererseits die Bedeutung der Säuren im Darm kennen. Wir folgerten daraus, daß das Fett schon beim gesunden Kinde vorsichtig dosiert und bei kranken Säuglingen in der Nahrung stark eingeschränkt oder sogar ganz weggelassen werden muß. Das war etwas Neues und bedeutete eine Änderung in den bestehenden Anschauungen.

BIEDERT stellte die These auf, daß die Kuhmilch hauptsächlich durch ihren hohen Eiweißgehalt den Säuglingen gefährlich ist. Er beobachtete die grobe Gerinnung der Kuhmilch unter der Einwirkung von Lab. Dadurch macht die Milch schon im Magen Beschwerden. Die groben Gerinnsel sind nicht leicht den Verdauungsfermenten zugänglich. Sie gelangen bis in die tiefen Darmteile und geben dort zu abnormen Vorgängen Veranlassung. Die Angaben BIEDERTS waren allgemein bekannt und als wichtige Grundlagen der Ernährungstherapie betrachtet. Durch Verdünnung der Milch suchte man den Kaseingehalt derselben zu verringern. Nebenbei suchte man nach Hilfsmitteln, um die grobe Labgerinnung verhindern zu können. Allgemein glaubte man, in dem hohen Kaseingehalt der Milch den Faktor erblicken zu müssen, der die Ernährung mit Kuhmilch schwierig, ja sogar gefährlich gestalten kann. Das Kasein wurde als schwer verdaulich betrachtet. Dies war eine falsche Ansicht. KELLER zeigte, daß man kranken Säuglingen große Mengen von Kasein ohne Schaden geben darf und daß von dem Kasein um so mehr resorbiert und retiniert wird, je mehr man davon gibt. Was mit dem vielen retinierten Stickstoff im Organismus geschieht, wissen wir noch heute nicht.

Diese Untersuchungen waren sehr wichtig. Denn seit der Zeit wurde das Kasein in der Nahrung der Säuglinge ohne Bedenken verwendet und sogar zu Heilzwecken in großen Mengen verabreicht. Die von BIEDERT betonte Wichtigkeit der groben Gerinnung durch Lab wurde dagegen stets als beachtenswert betrachtet und gab jederzeit zu besonderen Maßnahmen Veranlassung.

Der hohe Eiweißgehalt der Kuhmilch machte auch Schwierigkeiten, als es sich um die Feststellung der für ein Kind während des ersten Jahres zulässigen Milchmenge handelte. Diese Frage hatte für die Technik der künstlichen Ernährung eine große Bedeutung. Mehrfach wurde von Brustkindern durch Wägung vor und nach der Mahlzeit fortlaufend ermittelt, wieviel Milch sie in

24 Stunden aufnahmen. Nach diesen so gewonnenen Zahlen versuchte man auszurechnen, wieviel Kuhmilch ein Kind in 24 Stunden erhalten darf. Man glaubte Tabellen aufstellen zu können, welche den Müttern zur Richtschnur dienen sollten. Sie erwiesen sich alle als unbrauchbar. Einen interessanten Versuch, die Menge von Kuhmilch, die ein Kind in 24 Stunden erhalten darf, zu bestimmen, machte Budin. Er ließ bei gut gedeihenden, künstlich ernährten Kindern die täglich aufgenommenen Milchmengen verzeichnen. Aus diesen Beobachtungen konnte er feststellen, daß die Kinder ein Zehntel des Körpergewichtes von Kuhmilch in ihrer Nahrung täglich aufnehmen. Wir nannten dies die Budinsche Zahl. An derselben hielt ich dauernd fest und tue dies auch noch heute, denn ihre Richtigkeit bestätigte sich immer wieder. Natürlich darf man die Budinsche Zahl nicht als falsch betrachten, wenn ein oder das andere gesunde Kind auch etwas mehr von Kuhmilch bekommt und trotzdem gedeiht. Die Budinsche Zahl ist nur eine Durchschnittszahl. Überdies ist es zur Genüge bekannt, daß es Kinder gibt, die auch grobe Überschreitungen der zulässigen Nahrungsmengen schadlos vertragen.

Wir lassen die Budinsche Zahl jetzt nur gelten, bis die Kinder ein Körpergewicht von fünf Kilogramm erreicht haben. Bei dieser Milchmenge verbleiben wir bei der weiteren Entwicklung der Kinder. Mit dem Grundsatz, daß ein Kind niemals mehr als einen halben Liter Milch pro Tag erhalten darf, sind wir auf einem Höhepunkt angelangt, der die größte Beachtung verdient. Zu diesem Minimum sind wir durch fortlaufende Beobachtungen allmählich vorgedrungen. Noch während des Weltkrieges forderten wir dreiviertel Liter Milch für jeden Säugling. Auf die Bewertung der Milch als Nahrungsmittel werde ich später noch zu sprechen kommen. Hier möchte ich nur hervorheben, daß sich in der Frage der Milchdosierung FEER besonders große Verdienste erworben hat.

Eine wissenschaftliche Grundlage glaubte man der Dosierungsfrage der Säuglingsnahrung geben zu können durch Berechnung ihres Kalorienwertes. Es gab eine Zeit, in der jeder Arzt und jede Pflegerin den Kalorienwert der einzelnen Nahrungsbestandteile kennen mußte. In den Krankengeschichten war täglich vermerkt, wieviel Kalorien jeder Säugling am Tage mit der Nahrung aufgenommen hatte. In Hörsälen und Milchküchen hingen Tabellen, in denen der Kalorienwert der Nährsubstanzen verzeichnet war. Aus dem allen geht jedenfalls hervor, wie hoch die Kalorienrechnung eingeschätzt wurde. Anregung dazu gab namentlich HEUBNER. Er gab beispielsweise jungen Säuglingen Milchverdünnungen, deren Kalorienwert durch Milchzuckerzusatz auf den der Frauenmilch gebracht wurde. Daß die Säuglingsnahrung einen dem Energieverbrauch entsprechenden Kalorienwert haben muß, ist ohne Zweifel richtig. Es ist aber nicht gleichgültig, in welcher Form die Kalorien zugeführt werden. Wir waren überzeugt, daß es hauptsächlich auf eine qualitativ richtige Zusammensetzung der Säuglingsnahrung ankommt und lehnten deshalb die Kalorienrechnung als leitendes Motiv ab. Ich habe niemals den Kalorienwert einer Säuglingsnahrung berechnet und glaube, die Kinder nicht schlechter ernährt zu haben als die anderen. Ich führe dies an, weil ich damit in großem Widerspruch zu allen anderen Pädiatern stand. Die Begeisterung für die Kalorienrechnung war bereits im Abflauen, als PIRQUET für sie von neuem eintrat. Mit seinem Nemsystem glaubte er die Rechnung populär machen zu können. Wie einseitig PIRQUET orientiert war, zeigte sich im Gespräch auf einem Kongreß zwischen ihm und mir. Ich machte ihn aufmerksam, daß die Kalorienrechnung keine Richtschnur für die Wahl der Nahrungsmittel abgibt. Darauf antwortete er mir wörtlich: „Es ist gleichgültig, womit man die Kinder ernährt, wenn nur die Kalorienrechnung stimmt." Ich verzichtete auf eine Fortsetzung dieses Gespräches. Literarisch habe ich mich gegen den Mißbrauch der Kalorienlehre niemals ausgesprochen. Es schien mir nicht notwendig. Solche Entgleisungen verschwinden mit der Zeit von selbst. Dies war auch tatsächlich der Fall.

Ein schwieriges Problem bei der künstlichen Ernährung bildete der Bakteriengehalt der Kuhmilch. Der nächstliegende Unterschied war der, daß die Frauenmilch nahezu keimfrei in den Magen des Säuglings gelangt, während wir selbst unter den günstigsten Verhältnissen immer mit einem Bakteriengehalt der Kuhmilch rechnen müssen. Die Frage, inwieweit der Bakteriengehalt der Kuhmilch die künstliche Ernährung erschwert oder gefährlich macht, beschäftigte die Pädiater jeder Zeit. Man verlangte als Kindermilch eine Kuhmilch mit geringem Bakteriengehalt. In Kinderkrankenhäusern titrierte man den Säuregehalt der Milch und hielt dies für einen Maßstab des Bakteriengehaltes. Überall sorgte man für ein sorgfältiges Kochen der Milch und Aufbewahrung derselben bei Temperaturen unter zehn Grad. Da trotzdem aber Erkrankungen der Säuglinge nicht ausblieben, glaubte man durch längeres Kochen oder Erhitzen der Milch auf höhere Temperaturen größere Sicherheit der Sterilisation erreichen zu können. Auch das brachte nicht die gewünschte Abhilfe. Die Angst, daß durch das lange Kochen die Milch sehr denaturiert wird, gab Veranlassung, von dieser Methode abzugehen. Interessant waren Versuche, die HEUBNER in der Leipziger Kinderklinik durchführen ließ. Er ließ die Säuglinge mit der Milchnahrung erst füttern, als sie durch bakteriologische Untersuchung als steril erkannt wurde. Es genügt anzuführen, daß HEUBNER diese Versuche nach kurzer Zeit abbrach.

Eine neue Beleuchtung erfuhr die Frage der Sterilisationsmöglichkeit der Milch durch die Entdeckung FLÜGGES, daß es Bakterien gibt, die sogenannten peptonisierenden Bakterien, die sich überhaupt nicht durch Kochen abtöten lassen. Diese Bakterien entfalten erst ihre Tätigkeit, wenn die übrigen Bakterien, insbesondere die säurebildenden, durch das Kochen ausgeschaltet werden. Dieser Übelstand machte sich schon bei den Versuchen HEUBNERS störend geltend. Die Bakterien, die sich nicht durch Kochen unschädlich machen lassen, machten die Kühlung der abgekochten Milch unter zehn Grad zu einer dringenden Forderung.

Eine mächtige Neuerung brachte die Einführung der Buttermilch in die Säuglingsernährung. Es war in Holland Volksbrauch, die Buttermilch als Säuglingsnahrung zu verwenden. Trotz ihres hohen Bakteriengehaltes wurde sie mit einem Mehl- und Zuckerzusatz versehen, einfach abgekocht und so verfüttert. Der Bakteriengehalt machte also den Kindern keinen Schaden. Die Buttermilch wurde durch TAXEIRA DE MATTOS in Deutschland eingeführt. Die ersten Versuche machte HEUBNER in der Berliner Kinderklinik. Da sie gut ausfielen, so wurde die Buttermilch bald in allen Kinderkliniken und überall mit Erfolg angewendet. Die Buttermilch brachte den Beweis, daß eine mit Milchsäurebakterien übersäte Milch durch das Kochen unschädlich, ja sogar nützlich sein kann, aber nicht, daß dies für jeden Bakteriengehalt der Milch gilt.

Unter dem Einfluß von SOXHLET bürgerte sich das Sterilisieren der Nahrung in einzelnen Tagesportionen ein. Die Nahrung wurde einmal für 24 Stunden zubereitet und in Flaschen für jede Mahlzeit getrennt. Diese Flaschen wurden sterilisiert und danach durch einen automatisch funktionierenden Verschluß luft- und bakteriendicht abgeschlossen. Trotz dieser Sicherung der Nahrung vor nachträglicher Infektion beobachtete man das Vorkommen von Dysenterie und dysenterieähnlichen Erkrankungen. Dies gab zu der Überlegung Veranlassung, ob die Erkrankungen nicht auf Darmbakterien zurückzuführen sind, welche nur durch Nahrungseinflüsse eine Metamorphose zu pathogen wirkenden durchmachen. Solche Gedanken brachten ADAM zu der Entdeckung der Dyspepsiekoli. Bezüglich der Dysenterie liegen nicht genügende Untersuchungen vor. Wenn die Möglichkeit besteht, daß sich pathogene Bakterien aus den schon im Darm vorhandenen bilden können, so ist erwiesen, daß der Sterilisation der Nahrung Grenzen gesetzt sind und daß sie allein nicht ausreicht, die Ernährungsstörungen der künstlich ernährten Säuglinge zu verhüten.

Eine Beobachtung GREGORS verdient an dieser Stelle der Erwähnung. Er fand, daß Gemische von Milch, Mehl und Zucker, wenn sie nicht sehr sorgfältig vor bakteriellen Einflüssen bewahrt werden, Zersetzungen anheimfallen können, die bei den Kindern schwere Ernährungsstörungen auslösen. Die Schädigungen lassen sich vermeiden, wenn man die Milch und die Mehlabkochungen getrennt aufbewahrt und erst unmittelbar vor dem Gebrauch mischt. Diese Beobachtungen zeigen deutlich, daß die Wirksamkeit der Bakterien wesentlich abhängig ist von dem Nährboden, den man ihnen vorsetzt.

Ich möchte diese Ausführungen nicht schließen, ohne noch einige Erfahrungen anzuführen. Als Arzt hatte ich oft Gelegenheit zu sehen, daß Säuglinge künstlich genährt werden mußten, weil die Mütter aus diesem oder jenem Grunde nicht stillen konnten. Es handelte sich dabei um Kinder von Gutsbesitzern. Von ihnen wurden eine oder zwei Kühe im Stall abgesondert und sorgfältig gefüttert. Die abgemolkene Milch wurde sofort abgekocht und zur Säuglingsnahrung verwendet. Die Kinder erhielten also eine Milch, die so keimarm war, wie dies überhaupt möglich ist. Bei dieser Art der Ernährung machte die künstliche Ernährung niemals Schwierigkeiten. Akute Ernährungsstörungen kamen dabei nicht vor, obzwar es sich nicht immer um besonders kräftige Kinder handelte. Ich wurde dadurch überzeugt, daß dem Bakteriengehalt der Milch doch eine große Bedeutung beizumessen ist.

Eine Bestätigung brachte eine Erfahrung, die ich in Straßburg machen konnte. In Metz war bei der Frauenklinik ein Säuglingsheim angegliedert, das nicht nur Kinder aus der Klinik aufnahm, sondern auch Säuglinge, die die Stadt versorgen mußte, wie z. B. Kinder, deren Mütter in Gefängnissen interniert waren. Herr Sanitätsrat ADELMANN, als Leiter der Frauenklinik, erhielt den Auftrag, die Hebammen in moderner Säuglingsheilkunde zu unterrichten, mit der er sich bis dahin nicht beschäftigt hatte. Um seiner neuen Aufgabe nachkommen zu können, reiste er nach Berlin, besuchte dort alle Säuglingsanstalten und hörte die neuen Vorlesungen über Säuglingskrankheiten. Von Berlin kam er nach Straßburg zu mir und äußerte sich über seine Eindrücke folgendermaßen: „In Berlin reden die Herren Kollegen sehr klug über Säuglingsernährung, aber die Kinder in den Anstalten sehen alle viel schlechter aus als die Kinder in meinem Heim, wo die moderne Wissenschaft noch nicht vorgedrungen ist." Daraufhin bat ich, mit ihm am nächsten Tag nach Metz reisen und mir sein Heim ansehen zu dürfen. In der Tat hatte Herr Kollege ADELMANN recht. Ich habe weder früher oder später eine Säuglingsanstalt gesehen, in der die Kinder besser aussahen als in Metz. Es waren da Säuglinge jeglichen Alters aus dem ersten Lebensjahr. Ausnahmslos zeigten alle ein gutes Gedeihen, obzwar einzelne Milchquantitäten erhielten, die nach meiner Erfahrung zu groß waren. Worin war nun das Geheimnis dieses Erfolges zu suchen? Neben dem Säuglingsheim war ein kleiner Kuhstall. Die paar Kühe, die da waren, wurden von den Pflegerinnen mit allen Leckerbissen gefüttert, die man Kühen geben darf, damit sie „gute" Milch geben sollten. Die Milch wurde frisch gemolken abgekocht und als Säuglingsnahrung verwendet. Die Kinder erhielten also nahezu keimfreie Nahrung. Die Zusätze zur Milch waren die damals allgemein gebräuchlichen. Industrie war daran nicht beteiligt.

Ich habe die Erfahrung aus Metz so breit ausgeführt, weil ich der Überzeugung bin, daß der Keimfreiheit der Milch bei der Säuglingsnahrung eine wichtige Rolle zukommt. Infolgedessen halte ich die Versorgung der Städte, namentlich der Großstädte, mit keimarmer Säuglingsmilch für eine wichtige Forderung. Auf diesem Gebiet marschieren wir leider nicht an der Spitze.

Eine der hervorstechendsten Eigenschaften des Säuglings ist der hohe Wassergehalt seines Körpers. Sie bedingt in erster Linie die geringe Immunität des Lebensanfängers. Mit der Abnahme des Wassergehaltes wächst rapide die Widerstandskraft des Kindes. Wir haben somit das größte Interesse, an der Abnahme des Wassergehaltes mitzuwirken. Die Frauenmilch zeigt uns, daß ein Säugling mindestens in der ersten Lebenszeit viel Wasser braucht. Er trinkt so viel im Verhältnis zu seinem Körpergewicht, wie es der Mensch im späteren Alter nie mehr tut. Die amerikanischen und die englischen Ärzte geben den Säuglingen, selbst Brustkindern, neben ihrer Nahrung noch Wasser zu trinken. Mir erscheint dies unrichtig.

Ich versuchte einmal, eine Erklärung für das hohe Wasserbedürfnis des Säuglings zu geben. Das neugeborene Kind verdoppelt sehr rasch sein eigenes Körpergewicht. Dies ist eine Schnelligkeit der Entwicklung, die später nie mehr erreicht wird. Wenn man Gelegenheit hat, den Körper eines solchen Kindes, das eben sein Körpergewicht verdoppelt hat, histologisch zu untersuchen — mir stand gerichtsärztliches Material zur Verfügung —, so würde man erwarten, daß alle Gewebe stärkste Neubildung von Zellen aufweisen. Dies ist aber merkwürdigerweise nicht der Fall. Der Unterschied zwischen einem Neugeborenen und dem Kinde, das sein Körpergewicht verdoppelt hat, besteht darin, daß die Zellen der Gewebe an Größe zugenommen haben. Die Zellen haben dabei hauptsächlich ihren

Wassergehalt vergrößert. Nach dieser Phase der Entwicklung braucht der Organismus mehr Baumaterial und weniger Wasser. Der erste Teil des ersten Lebensjahres ist die Zeit, in der die wasserreiche Milch die zweckmäßige Nahrung des Kindes bildet.

Ich machte den Vergleich eines Neugeborenen mit dem Samenkorn einer Pflanze. Wenn letzteres mit Regenwasser, also reinem Wasser zusammengebracht wird, so wächst aus dem Korn eine kleine Pflanze heraus, und zwar so lange, als das Nährmaterial desselben ausreicht. Wenn die Pflanze dann weiter existieren soll, so muß sie Nährsubstanzen mit Hilfe ihrer Wurzel aus dem Boden ziehen. Solche Erfahrungen hat man Gelegenheit beim Auswachsen des geschnittenen Getreides bei andauerndem Regenwetter zu machen.

Ähnlich verhält es sich mit dem Kinde, wenn es in der ersten Lebenszeit mit Frauenmilch ernährt wird, nur mit dem Unterschied, daß das Kind stets kleine Mengen von Baumaterial mit der Milch zugeführt bekommt. Diese Mengen sind aber so klein, daß sie in keinem späteren Alter für eine genügende Ernährung ausreichen.

Wann ist nun der Zeitpunkt da, an dem ein Kind neben der Milch Beikost bekommen muß? Nach unseren gegenwärtigen Erfahrungen ist es das Ende des ersten Lebenshalbjahres. Starke und gesunde brauchen sie schon etwas früher.

Hier will ich noch auf die Frage des Wassergehaltes der Nahrung eingehen. In den ersten Lebenswochen braucht ein Kind durchschnittlich zum guten Gedeihen ein Sechstel seines Körpergewichts an Frauenmilch. Diese Zahl, ein Sechstel des Körpergewichtes, betrachten wir auch für das künstlich genährte Kind als die zulässige Zahl für die tägliche Wassermenge in der Nahrung. Mit zunehmendem Alter des Kindes wächst diese Zahl. Es hat sich als zweckmäßig erwiesen, eine Maximalzahl festzulegen. Als solche betrachten wir 800 g Flüssigkeit pro Tag. Wir bemühen uns, diese Zahl im ersten Lebensjahr nicht zu überschreiten. Wenn ein Kind mit flüssiger Kost mit den 800 g nicht befriedigt werden kann, so muß die Nahrung eingedickt werden, d. h. es muß Brei erhalten.

Ich war immer dafür, die Kinder bald an Breikost zu gewöhnen, um den Wassergehalt ihrer Nahrung niedrig halten zu können. Es läßt sich nicht übersehen, daß manche Kinder sich nur langsam an die Breinahrung gewöhnen und daß die Breifütterung für die Mütter umständlicher ist als die Verabreichung einer Milchflasche. Dies sind aber keine unüberwindlichen Hindernisse. Doch gibt es Pädiater, die sich nicht für die Breinahrung begeistern können. Sie halten größere Flüssigkeitsmengen für das kleinere Übel. Daß das „aufgeschwemmte" Kind das weniger widerstandsfähige ist, ist eine der ältesten und stets richtig befundenen Erfahrungen der Pädiatrie. Unser Bestreben muß es deshalb sein, bei der Ernährung der Säuglinge mit einer kleinen Flüssigkeitsmenge auszukommen.

IV.

Als ich nach Breslau kam, wußte ich, daß ich in den Vorlesungen besonders die Krankheiten der Säuglinge und Kleinkinder zu berücksichtigen habe. Auch die Klinik wurde zu allererst mit solchen Kindern belegt. Diesem Beispiele folgten alle neu auftauchenden Pädiater. Mit diesem Standpunkt waren zunächst die Internisten zufrieden. Soweit sie Pädiatrie lehrten, beschränkten sie sich auf die Krankheiten der älteren Kinder. Auf dieses Material wollten sie nicht gern verzichten. Am liebsten hätten sie es gesehen, wenn sich neben ihnen Spezialärzte für Säuglinge entwickelt hätten. Dieser Einschränkung der Kinderheilkunde mußten wir energisch entgegentreten.

Die Pädiatrie umfaßt das Kind von der Geburt bis zur Pubertät. Die Kinderkliniken mußten so ausgebaut werden, daß sie eine Säuglingsstation, eine Station für größere Kinder, eine Station für Infektionskrankheiten und eine Poliklinik umfaßten. Ich selbst war noch unbescheidener und forderte überdies eine Tuberkulosestation. Als ich einen Ruf nach München ablehnte, baute man mir in Breslau eine solche; es war die erste, die eine Kinderklinik besaß. In den letzten Jahren machte sich noch das Bedürfnis nach einer Station für zerebral abnorme Kinder und Heilpädagogik geltend. Die erste derartige Station errichtete ESCHERICH und nach dessen frühem Tode VON PIRQUET in Wien. Bis heute verfügen leider nur wenige Kinderkliniken über solche Stationen.

Daß diese weitgehenden Wünsche der Pädiater nicht schnell zu erreichen sein würden, war vorauszusehen. Die längste Zeit erforderte die Verständigung mit den Internisten. Ich selbst vertrat den Standpunkt, daß alle Kinder bis zur Pubertät in die Kinderklinik gehören, hatte aber nichts dagegen einzuwenden, wenn der Internist ein oder das andere Kind, dessen Krankheit ihn interessierte, in seine Klinik aufnahm. Auf diese Weise kamen wir sehr gut aus. So einfach ging es aber nicht überall. Daß die Pädiatrie allmählich die Erfüllung aller ihrer Wünsche erreichte, war schließlich nicht von dem Wohlwollen einzelner abhängig. In der Pädiatrie wurde überall ernst und wissenschaftlich gearbeitet, und die Bedeutung des Faches trat immer deutlicher hervor. Die Kinderheilkunde, die vor meiner Zeit in Deutschland kaum Beachtung fand, jedenfalls nicht als Wissenschaft betrachtet wurde, entwickelte sich in wenigen Dezennien zu einem Hauptfache. Diese Entwicklung begünstigte und fördert auch jetzt noch den Ausbau der Kinderkliniken zu Anstalten, die nicht nur klinischer Forschung alle Möglichkeiten bieten, sondern auch wissenschaftliche Arbeit jeder Art gestatten.

Bei der Gründung der Kinderklinik in Breslau lehnte ich grundsätzlich die Errichtung einer chirurgischen Station ab. Ich wollte in der Klinik keine Chirurgie zweiten oder dritten Grades. Vor allem war aber für mich die Pädiatrie innere Medizin, und jede Ablenkung von derselben eine Hemmung für den Unterricht und die Forschung. Bókay, der eine kurze Geschichte der Kinderheilkunde schrieb, tadelte in dieser mein Verhalten und trat lebhaft für die Chirurgie ein. Die Erfahrung gab aber mir Recht. Man sprach von einer Breslauer Schule der Pädiatrie. Dies war sie ohne Chirurgie geworden.

Im folgenden will ich auf ein Thema eingehen, das gleich zeigen wird, daß wir unsere Aufmerksamkeit zunächst wichtigeren Aufgaben zuwenden mußten. Ich habe bereits erwähnt, daß es in der Prager Kinderklinik üblich war, das Nichtgedeihen von Säuglingen oder das Auftreten von Krankheitssymptomen auf Eigenheiten der Frauenmilch zu beziehen, mit der diese Kinder ernährt wurden. Die Kinder wurden als gleichwertige Einheiten betrachtet. Ihr Schicksal war nur von der Qualität der Frauenmilch abhängig. Diese Ansicht befriedigte mich nicht, um so mehr, als die Unterschiede der Frauenmilch nicht nachweisbar waren. Mir erschien es ungezwungener, anzunehmen, daß sich die Kinder durch angeborene Eigenschaften unterscheiden und infolgedessen sich auch bei Ernährung an der Brust nicht gleichentwickeln. Mit dieser Ansicht stand ich aber damals allein.

Schon als ich als Student Vorlesungen über Kinderheilkunde hörte, fiel es mir unangenehm auf, daß uns nur Krankheiten vorgestellt wurden. Eine Pneumonie, ein Scharlach, ein Kopfekzem usw., von dem betroffenen Kinde war aber niemals die Rede. Es wurde der pathologisch anatomische Befund, die Diagnostik,

Prognose und Therapie erörtert, und dies machte den ganzen klinischen Unterricht aus. Wir hörten also nur von Krankheiten, aber nichts von kranken Kindern.

Schon beim Abhalten der Poliklinik fiel mir auf, daß dies ein unhaltbarer Standpunkt war. Manche Kinder kamen mehrmals jährlich mit gleichartigen Krankheitssymptomen, die auf eine kongenitale Disposition hinwiesen. Andere Kinder fielen durch den schweren Verlauf einer Krankheit auf, die bei anderen keine Gefahr mit sich brachte. Solche Erfahrungen führten mich dazu, jedesmal die Frage aufzuwerfen, weshalb erkrankte gerade das vorgestellte Kind an der an ihm nachweisbaren Krankheit, und weshalb gestaltete sich der Krankheitsverlauf leicht oder schwer. So kam ich bald zu der Erkenntnis, daß man die Kinder qualitativ nach kongenitalen Eigenschaften unterscheiden müsse. Meine Beobachtungen setzte ich konsequent fort an den Kindern, die in Breslau in die Klinik aufgenommen wurden.

In der Zeit meiner Assistentenjahre und meiner ersten Jahre in Breslau war in der medizinischen Literatur von Dispositionen und Konstitutionsanomalien nicht die Rede. So war es auch nicht überraschend, daß in der Pädiatrie in deutschen Lehr- und Handbüchern darüber kein Wort zu finden war. Dies war aber auffallend genug, weil damals bereits die französischen Ärzte bei Kindern eine Konstitutionsanomalie kannten, die sie arthritische oder Uratdiathese nannten. Was es an kongenitalen Schwächen gab vereinigte man unter dieser Bezeichnung, so daß ein Mißbrauch der Diagnose unvermeidbar war. Mich interessierte der Gedanke einer Konstitutionsanomalie, es gefiel mir aber nicht das Uferlose an der Uratdiathese. Überdies lenkte die Bezeichnung, wie ich gleich erörtern werde, die Behandlung in eine falsche Richtung.

Der Name Uratdiathese lenkte die Aufmerksamkeit auf die Ernährung der Kinder. Es war folgerichtig, sie mit purinarmer Kost zu ernähren. Sie erhielten eine lakto-vegetabile Kost, also eine Kost ohne Fleisch bis zu sechs Jahren. Was ich von solchen Kindern zu sehen bekam, befriedigte mich nicht. Ich machte daraufhin einen Versuch, mich zu überzeugen, ob purinreiche Nahrung für Kinder, die Symptome der Uratdiathese aufwiesen, nachteilig sei. Zu diesem Zwecke ließ ich vielen Säuglingen in einer Mahlzeit täglich Leber verabreichen. Zuerst wollte ich dazu Thymus benutzen. Diese war aber schwer zu beschaffen. So griff ich nach der Leber. Ich erhielt aus der Küche so viel Hühnerleber, daß ich damit Versuche in großem Maßstab anstellen konnte. Die Leber wurde gekocht, fein zerrieben und einer Suppe oder Gemüsemahlzeit beigemengt. Ich habe niemals rohe Leber verwendet. Die Kinder vertrugen dies ausgezeichnet. Zu unserem Erstaunen ging es den Kindern mit Uratdiathese besser als je zuvor. Sie waren nicht anämisch oder verloren ihre Anämie sehr rasch. Ihre Anfälligkeit nahm erfreulich ab, und ihr Allgemeinzustand war sehr befriedigend. Wir behielten die Leberverabreichung dauernd als Therapie für die Kinder mit

Uratdiathese bei. Im zweiten Lebenshalbjahr erhielten die Kinder in der Klinik fast alle täglich Leber.

Die Uratdiathese war für mich damit ein unhaltbarer Begriff geworden. Die purinreiche Kost erschien mir für die Kinder notwendig, und meine Ansichten über zweckmäßige Ernährung der Kinder wichen darauf stark von der ab, die die französischen Kollegen vertraten. Meine Versuche mit der Lebertherapie liegen etwa zehn Jahre vor den Versuchen der amerikanischen Ärzte, Leber als Heilmittel bei der perniziösen Anämie zu verwenden. Den amerikanischen Kollegen war dies nicht unbekannt. Sie fanden es aber nicht der Mühe für wert, es zu erwähnen.

Seit meiner eigenen klinischen Tätigkeit befaßte ich mich mit dem Studium der Konstitutionsanomalien, sammelte viele Erfahrungen, publizierte aber nichts darüber. Veranlassung, aus meiner Zurückhaltung herauszugehen, gab mir ein Krankheitsbild, das noch in meiner Breslauer Zeit als ein sehr wichtiges Kapitel der Pädiatrie galt. Es war die Skrofulose. Unter dieser Bezeichnung wurden tuberkulöse und nichttuberkulöse Krankheitserscheinungen zusammengefaßt, die oft zu gleicher Zeit bei Kindern vorkamen. Dies erschien mir als ein ganz unhaltbarer Zustand. Der Sammelname Skrofulose mußte aus der Pädiatrie verschwinden. Was Tuberkulose war, sollte Tuberkulose genannt werden. Was keine Tuberkulose war, brauchte einen anderen Namen. Ich bediente mich der Bezeichnung „exsudative Diathese". Mir war es aber nicht nur um einen neuen Namen zu tun. Eine solche Tätigkeit überließ ich stets den Kollegen, die schon eine neue Nomenklatur für Wissenschaft hielten.

Mit der exsudativen Diathese griff ich zum ersten Male in die Lehre von den Konstitutionsanomalien ein. Ich beobachtete, daß bestimmte Kinder unter Krankheitssymptomen zu leiden haben, die sich bald stärker, bald schwächer bemerkbar machen. Diese Kinder sind wahre Sorgenkinder. Sie machen ihre Kinderjahre anfällig durch und bedürfen oft der ärztlichen Hilfe. Im Gegensatz dazu fielen mir die Kinder auf, die dauernd gesund, nur ein oder das andere Mal von einer Infektionskrankheit befallen werden. Die erste Gruppe von Kindern sind die, für die ich die Bezeichnung exsudative Diathese schuf. Es ist eine Anzahl von Krankheitssymptomen, die ich genau angab, welche in mannigfaltiger Abwechslung meist ohne nachweisbare Ursache auftreten. Das Gemeinschaftliche der Krankheitssymptome ist die Neigung zu pathologisch starker Exsudation an der Haut oder an den Schleimhäuten, und was ich für das wichtigste hielt, daß das Auftreten und Verschwinden der Krankheitssymptome von der Art der Ernährung abhängig ist. Die Richtigkeit meiner Auffassung beweist das Verschwinden der sog. Skrofulose in den Kinderkrankenhäusern und Tuberkuloseheilanstalten. Die aktive Tuberkulose begünstigt das Auftreten der Symptome der exsudativen Diathese. Die Tuberkulose ist leider noch nicht verschwunden, aber die Skrofulose jetzt selbst in Krankenhäusern, in denen sie früher das dominierende Krankheitsbild war, eine seltene Erscheinung. Dies ist nicht der Erfolg einer besonderen Behandlung, sondern nur einer veränderten Ernährung.

Der Symptomenkomplex, den ich exsudative Diathese benannte, wurde im allgemeinen als zusammengehörend anerkannt. Nur bezüglich der Phlyktänen ergaben sich Meinungsverschiedenheiten. Ich glaube aber nicht, daß heute noch jemand die Phlyktäne zur Tuberkulose zählt.

Französische Ärzte warfen mir vor, daß alles, was ich exsudative Diathese nenne, schon in der Uratdiathese enthalten sei. Das ist richtig. Es war aber notwendig, aus derselben die Gruppe von Symptomen, die ich zur exsudativen Diathese zugehörig betrachte, herauszugreifen und zu isolieren, denn erst dadurch wurde es möglich, sie richtig zu bewerten und eine wirksame Behandlung anzubahnen.

Mein Aufbau der exsudativen Diathese erregte die Aufmerksamkeit der deutschen Pädiater für die Konstitutionsanomalien. Damit war nichts Neues geschaffen, sondern nur ein Gedanke aufgefrischt, der schon wiederholt in der Medizin Beachtung fand. So schrieb HEUBNER z. B., daß HUFELAND schon gleiches wie ich vertreten habe. Ich muß allerdings gestehen, daß mir vorher HUFELANDS Schriften nicht bekannt waren. Aber auch HUFELAND war nicht der erste. Das Konstitutionsthema gehört zu denen, die immer von neuem in Erinnerung gebracht werden mußten.

Ich erreichte mit der Einführung des Konstitutionsgedankens, daß nun nicht mehr die Aufmerksamkeit allein auf die zeitweilig vorliegende Krankheit festgelegt, sondern auch dem Kinde zugelenkt wurde. Es änderten sich die Anamnesen. Während sie früher nur das Kind betrafen, umfaßten sie jetzt auch die Krankheiten der Eltern und der Familien. Dabei ergab sich die Erfahrung, daß die meisten Erwachsenen nichts von Erkrankungen in ihrer Kindheit wissen. Besonders über die ersten zehn Jahre fehlen meist alle Erinnerungen. So erklärt es sich, daß viele Eltern, die sich für gesund halten, über die Anfälligkeit ihrer Kinder erstaunt sind. Wenn man aber Gelegenheit hat, die Großmutter zu sprechen, so erfährt man, daß die Eltern in den Kinderjahren ebenso kränklich waren wie ihre Kinder.

Um diesem Übelstande vorzubeugen, haben zuerst französische Ärzte vorgeschlagen, Lebensbücher über das Gedeihen, die Entwicklung und die Erkrankungen der Kinder zu führen. Solche Versuche wurden später auch in Deutschland gemacht. Es gelang aber niemals, das an und für sich zweckmäßige Verfahren einzubürgern.

Das, was noch fehlt, sind Angaben darüber, wie sich die Konstitutionsanomalien, deren Erscheinungen wir an Kindern beobachten, im späteren Leben der Menschen auswirken. Die Konstitutionsanomalien können durch Ernährung, Behandlung und Lebensweise latent bleiben. Sie können aber nicht verschwinden. Wir wissen zwar, daß sich manche Symptome, wie z. B. das neurogene Ekzem, bis in das hohe Alter bemerkbar machen können. Mit solchen Einzelheiten ist aber das große Problem nicht abgetan. Hier ist noch große Zusammenarbeit von Pädiatern und Internisten notwendig.

V.

In den Anfängen meiner pädiatrischen Tätigkeit beschäftigten sich mit dem Problem der künstlichen Ernährung von Säuglingen Laien und Ärzte. Die Zahl der vorgeschlagenen Nahrungsmittel war so groß, daß es eine schwierige Aufgabe erschien, von ihnen einen zweckmäßigen Gebrauch zu machen. Sie waren alle auf Grund von theoretischen Überlegungen hergestellt und wiesen alle denselben Fehler auf, daß keine strengen Indikationen für die Anwendung der einzelnen Nährmittel angegeben wurden. Dem Praktiker blieb kein anderer Ausweg als der des Probierens. Dies war ein gefährlicher Weg. In einem Falle ergab es einen unverdienten Erfolg, im anderen Falle ein Unglück.

Hier schien es mir notwendig, einzugreifen. Der Arzt mußte lernen, nach strikten Indikationen die künstliche Ernährung zu leiten. Dies war mein Arbeitsprogramm. Die damalige Literatur brachte viele Arbeiten über Ernährungsversuche mit neu angegebenen Nährpräparaten. Sie wurden in der Weise ausgeführt, daß eine größere oder kleinere Zahl von Säuglingen mit der zu prüfenden Nahrung ernährt wurden und aus diesen Beobachtungen ein Schluß gezogen wurde, ob die Nahrung empfehlenswert sei oder nicht. Natürlich ergab diese Methode sehr widersprechende Erfolge. Je nach dem vorhandenen Säuglingsmaterial kam der eine Autor zu einem lobenden, der andere zu einem vollständig ablehnenden Urteil. Für die Meinungsdifferenzen gab es keinen Ausgleich. Um diesem Übelstande vorzubeugen, gab BIEDERT die Anregung, eine Musteranstalt zu schaffen, in der von sachverständigen Ärzten ein Obergutachten erbracht werden sollte. Auf BIEDERT wurde lange nicht gehört, bis er seinen Vorschlag einmal in der Deutschen Gesellschaft für Kinderheilkunde vorbrachte. Dort wurde er aufgegriffen und der Entschluß gefaßt, eine solche Anstalt in Berlin zu errichten. Kennzeichnend für die Kollegialität unter den Pädiatern war die Tatsache, daß man BIEDERT dabei ausschloß. Man übertrug das Protektorat über die Anstalt der deutschen Kaiserin und ihrem Kammerherrn, die ihre eigene Pädiatrie vertraten, und so entstand das Kaiserin-Auguste-Viktoria-Haus in Berlin. Äußerlich ein Palast, im Innern ein schlecht gebautes Säuglingsheim. Die ärztliche Leitung hatte die längste Zeit Professor LANGSTEIN. Diese Anstalt entsprach nicht den Wünschen BIEDERTS, sondern war nur ein Säuglingsheim, in dem gezeigt wurde, wie man mit sehr viel Geld wenige Säuglinge erhalten kann. Sozial kann man diese Leistung nicht nennen. Das Kaiserin-Auguste-Viktoria-Haus hatte noch den Beinamen: Anstalt zur Bekämpfung der

Säuglingssterblichkeit im Deutschen Reiche. Dazu muß ich bemerken, daß die Säuglingssterblichkeit in Deutschland ebenso abgesunken wäre, wenn das Haus nicht bestanden hätte. Kein medizinischer Fortschritt kam aus dem Hause. Es leistete nicht mehr wie jedes andere, sich weniger aufdringlich bemerkbar machende Säuglingsheim.

Das Aufbauwerk der Lehre von der künstlichen Ernährung der Säuglinge unter normalen und pathologischen Zuständen blieb dauernd den Kinderkliniken vorbehalten. In diesen wurden die Grundsätze ausgearbeitet, die es der neugegründeten Kinderfürsorge möglich machten, richtig belehrend einzugreifen. Daß dies der richtige Weg war, beweist die Tatsache von der beständig sinkenden Säuglingssterblichkeit.

Als ich in die Pädiatrie eintrat, stand für die künstliche Ernährung eine kleinere Anzahl von Nährmitteln zur Verfügung, als dies jetzt der Fall ist. Gemüse an Säuglinge zu verabreichen, kam beispielsweise erst auf, als die MÖLLER-BARLOWsche Krankheit als Skorbut erkannt wurde. Da wurde zuerst Spinat als Heilmittel versucht. Der Skorbut bedarf einer großen Vorbereitungszeit, ehe seine charakteristischen Symptome auftreten. Es erschien deshalb zweckmäßig, die Gemüsekost prophylaktisch anzuwenden. Auf diese Weise bürgerte sich die Gemüsekost für Säuglinge ein. Mit größter Vorliebe wurden Karotten verwendet, die gern genommen und gut vertragen wurden. Sie führten zur Entdeckung des Karotinikterus, der nach langem und ausschließlichem Gebrauch einzutreten pflegt. Die Vitaminlehre brachte den Gebrauch der Fruchtsäfte, namentlich Orangen- und Zitronensaft mit sich. Sie veranlaßte aber auch die Verabreichung von Obst, wie Bananen und Äpfeln, und der sehr nützlichen Kartoffeln.

Ehe diese Neuerungen eingeführt wurden, bestand die Säuglingsnahrung nur aus Milch und Kohlehydraten in Form von Mehl und Zucker. Mehr als mit den Kohlehydraten beschäftigte man sich zunächst mit Verbesserungen der Milch. Sie galt als schwer verdaulich. Es lag nahe, die Ernährungsstörungen der Säuglinge auf eine Insuffizienz der Verdauungsfermente zu beziehen. Bewiesen wurde eine solche niemals. Fermente sind bei allen Kindern, ob gesund oder krank, nachweisbar. Eine unzureichende Wirksamkeit derselben wäre nur dankbar, wenn Nebenumstände, die zu ihrer Funktion notwendig sind, wie z. B. Reaktion, nicht an notwendiger Stelle im Darmtraktus vorhanden wären. Ohne genügenden Nachweis einer Verdauungsinsuffizienz versuchte man doch therapeutisch gegen eine solche vorzugehen. Der eine Weg war der, daß man wirksame Verdauungsfermente als Medikament verabreichte. In meinen Assistentenjahren waren die Fairchildpräparate sehr verbreitet. Es waren Pulver, die die Kinder nach der Mahlzeit erhielten. Der zweite Weg war der, daß ein Teil der Eiweißkörper der Milch vorverdaut wurde (z. B. in der Backhausmilch). Die Zeit hat ihr Urteil über die Fermenttherapie gefällt. Sie ist verschwunden und wird hoffentlich nicht noch einmal auftauchen.

Viel beschäftigte man sich mit den großen Differenzen der Zusammensetzung zwischen Frauen- und Kuhmilch. Es war ein dauernder Wunsch der Pädiater, die Zusammensetzung der Kuhmilch der der Frauenmilch möglichst ähnlich zu gestalten. Am vollkommensten löste diese Aufgabe GÄRTNER mit seiner Zentrifuge. Er verdünnte die Milch mit Wasser, bis der Eiweißgehalt dem der Frauenmilch entsprach, und zentrifugierte dann so, daß die Milch 3% Fett enthielt. Der durch das Verdünnen zu gering gewordene Zuckergehalt wurde durch eine Zuckerzulage ausgeglichen. Nur wenige Kinder vertrugen diese Milch, wie ich glaube, wegen ihres hohen Fettgehaltes. Auffallend war das häufige Erbrechen bei dieser Nahrung. Sie ist nach verhältnismäßig kurzer Zeit aus dem Handel verschwunden.

Dauernd bestand der Wunsch, die grobe Gerinnung der Milch durch das Labferment verhindern zu können. Im allgemeinen bediente man sich zu diesem Zwecke des Zusatzes von Mehl oder Stärke zur Milch. Für gesunde Kinder ist dies ausreichend. Bemerkenswert ist die von SIEGERT eingeführte Methode. Er unterzog die Säuglingsnahrung schon vor der Aufnahme dem Labprozeß. Zu diesem Zwecke wurde der Nahrung Pegnin, ein Labferment enthaltendes Präparat, zugesetzt. Durch Schütteln gelingt es so, eine feinflockige Gerinnung der Nahrung zu erreichen. Er versicherte sich also der gewünschten Gerinnung vor der Nahrungsaufnahme. SIEGERTS Methode bewährte sich als brauchbar. Sie wird aber gegenwärtig so modifiziert, daß man an Stelle des Labfermentes Säuren verwendet. Man erzielt die feine Gerinnung durch Zusatz von Milchsäure oder von Zitronensäure (Aziletten) zur Milch. Ob die Säurezusätze noch mehr können, ist vorläufig nicht sichergestellt. Sicher verhindern sie aber eine grobe Gerinnung der Nahrung im Säuglingsmagen. Sie werden jetzt, besonders die Zusätze von Zitronensäure, sehr hoch eingeschätzt. Mir erscheint ihr Gebrauch bei gesunden Kindern nicht notwendig.

Große Meinungsdifferenzen gab es im Laufe meiner Zeit über die wünschenswerte Verdünnung der Kuhmilch und die Zulässigkeit der Vollmilchernährung. Für das ausgetragene und reife Kind wurde von Anfang an $1/2$-Milch nicht nur als zulässig, sondern als das einzig Richtige betrachtet. Natürlich meinte man dabei eine mit Kohlehydraten angereicherte $1/2$-Milch. Einzelne Pädiater gingen so weit, jede stärkere Verdünnung der Milch für unnötig und falsch zu erklären. Diesen kann ich mich nicht anschließen. Für früh- und schwachgeborene Kinder erscheint mir $1/3$-Milch ausreichend zu sein. Ich ernähre diese Gruppe von Kindern gerne mit einer $1/3$-Milch, die mit $2/3$ einer Mehlschwitze (2 g Mehl, 2 g Butter, 5 g Zucker auf 100 Wasser) verdünnt wird. Auch reife Kinder kann man damit in den ersten Wochen ernähren. Es ist aber nicht notwendig. Sie gedeihen auch bei $1/2$-Milch. Wenn der Nahrungsbedarf größer wurde, ging man mit Vorliebe zu $2/3$-Milch über, und erst wenn diese nicht ausreichte, zu Vollmilch. Dieses Zwischenstadium mit $2/3$-Milch erschien mir entbehrlich.

Ich verordnete niemals $^2/_3$-Milch, sondern ging stets von $^1/_2$-Milch gleich zu Vollmilch über, und regelmäßig mit gutem Erfolg. Dabei gehörte ich zu den ängstlichen Ärzten und trachtete, den Übergang zu Vollmilch möglichst herauszuschieben. Die Entwicklung der Ernährungslehre geht aber dahin, möglichst bald von der Vollmilch Gebrauch zu machen. Besonders seitdem sich das Ansäuern der Milch eingeführt hat, werden auch schon sehr junge Säuglinge mit Vollmilch ernährt. Mein Einwand gegen dieses Verfahren bestand darin, daß man dabei sehr leicht zu einer Überdosierung der Milch gelangt, die ich unter allen Umständen für einen Fehler halte. Bei der Vollmilchernährung ist zu berücksichtigen, daß sie an und für sich kein brauchbares Nährmittel ist, sondern stets einen Zusatz von Kohlehydraten, Mehl und Zucker, fordert. Viele Kinder vertragen die frühzeitige Ernährung mit Vollmilch sehr gut, aber durchaus nicht alle. Besonders Kinder, die bereits eine Ernährungsstörung durchgemacht haben, machen dabei manchmal Schwierigkeiten.

Auch bezüglich der Kohlehydrate ergab sich im Laufe der Jahre manche Meinungsänderung. Zunächst wurde Mehl als schwerverdaulich beanstandet. Dies wurde damit begründet, daß sich im Stuhl der Kinder, die in der Nahrung Mehl erhielten, unverdaute Stärkekörner nachweisen ließen. Ähnlich wie bei der Milch forderte man deshalb eine Vorverdauung des Mehles. So entstand die Nachfrage nach dextrinisiertem Mehl. Es gab und gibt noch Kindernährmehle, die tatsächlich nur dextrinisierte Stärke enthalten. Selbst wenn die dextrinisierten Mehle einen Fortschritt bedeutet hätten, der durchaus nicht erwiesen ist, so konnten sie keinen weitgehenden Einfluß ausüben, denn dazu waren sie zu teuer.

Partiell ist das Mehl im Zwieback dextrinisiert. Ich glaube aber nicht, daß dies der Grund ist, weshalb der Zwieback als Nahrungsmittel in der Säuglingsernährung große Verbreitung gefunden hat. Ein Bäckermeister schrieb mir einmal folgendes: Er hatte ein Kind, einen Säugling, der an einer Ernährungsstörung litt und mit verschiedenen Nährpräparaten erfolglos behandelt wurde. Da kam er auf den Gedanken, einen guten Zwieback für sein Kind zu backen. Das Kind erhielt den Zwieback mit Milch, wurde dabei gesund und gedieh weiter sehr gut. Dies veranlaßte den Bäckermeister, seinen Zwieback als Nahrungsmittel für Säuglinge in den Handel zu bringen. Nach meiner Meinung wird sich der Zwieback auf diese oder ähnliche Weise in die Kinderpraxis eingeführt haben. Erst hinterher versuchte man, den Vorteil des Zwiebackmehles vor anderen Mehlen zu erforschen. Dabei macht HEDENIUS einen auffallenden Befund. Er untersuchte, wieviel von verschiedenen Kohlehydraten unverwertet in den Fäzes der Kinder wiederzufinden ist. Dabei ergab sich, daß das Zwiebackmehl am schlechtesten ausgenutzt wird. Das gab aber nicht Veranlassung, das Zwiebackmehl abzulehnen, sondern darin, daß es in relativ großen Mengen bis in den Dickdarm gelangt, einen Vorteil zu erblicken.

Das Zwiebackmehl hat eine Verbreitung gefunden, deren wir uns erst im Weltkriege bewußt wurden. Damals wurden alle Nährmehle geprüft, um zu erfahren, ob die zu ihrer Herstellung notwendigen Rohstoffe bereitgestellt werden müssen. Dabei ergab sich, daß die Mehrzahl aller Kindernährmehle nichts anderes als pulverisierter Zwieback waren.

Eine Änderung vollzog sich an einem Nährmittel zu meiner Zeit, die ich für erwähnenswert halte. Es war üblich, die Milch junger Säuglinge mit Schleim zu verdünnen. Unter Schleim verstand man eine Abkochung von gemahlenen Getreidekörnern, wie z. B. von Gerste, Reis oder Hafer. Die Herstellung von Schleim erforderte viel Zeit und Brennmaterial. Die Hausfrauen griffen deshalb gern zu den Mehlen, besonders Hafermehl, das ihnen durch geschäftskundige Reklame als Ersatz von Schleim angeboten wurde. Solches Mehl braucht nur kurz gekocht zu werden. So ist der Schleim, wie ich glaube, mit Unrecht, in Vergessenheit geraten.

Lediglich Reklame, nicht ärztliche Ratschläge förderten den Gebrauch einzelner Mehle, wie z. B. des Hafermehles.

Interessante Wandlungen ergaben sich zu meiner Zeit bei der Verwendung von Zucker in der Ernährungstechnik. Ursprünglich wurde nur unser Rübenzucker gebraucht, und es gab keine Ursache, mit ihm unzufrieden zu sein. Da kam SOXHLET. Bis dahin gab es keinen für Menschen genießbaren Milchzucker. SOXHLET löste dieses Problem mit einem patentierten Verfahren, das die Gewinnung eines für den Menschen unschädlichen Milchzuckers ermöglichte. Also reiner Milchzucker war es nicht. Aber die noch vorhandenen Beimengungen waren ohne Bedeutung. Diesen Milchzucker brachte SOXHLET mit einer Reklame in den Handel, als ob damit ein wesentlicher Fortschritt in der Ernährungstechnik erreicht sei. Am meisten bestach dabei der Hinweis, daß es physiologisch am zweckmäßigsten sein müßte, den schon in der Muttermilch vorhandenen Zucker zu verwenden. Der Milchzucker wurde daraufhin in Kinderkliniken versucht, besonders setzte sich HEUBNER für ihn ein, man führte ihn in die Milchküchen ein und benutzte ihn auch im Privathause. Die Erfahrung lehrte, daß der Milchzucker bei vielen Kindern Durchfall auslöste, und dies war genügend Ursache, um vor ihm zu warnen und von ihm abzugehen. Einen Vorteil von der Verwendung desselben konnte niemand feststellen. Hauptsächlich die abführende Wirkung gab Veranlassung, seinen Gebrauch in den Kinderkliniken aufzugeben. Aus demselben Grunde trat auch WEIGERT gegen den Milchzucker in den Milchküchen auf und erreichte dessen Ausschaltung. In der Privatpraxis wurde er direkt als Abführmittel verwendet. Es gab eine Sorte von Kinderpflegerinnen, die die verschiedenen Kohlehydrate so gebrauchten, daß sie im Falle, das von ihnen versorgte Kind etwas festen Stuhl hatte, Milchzucker der Nahrung zugaben, im Falle, daß der Stuhl dünn war, SOXHLETS Nährzucker verwendeten und nur unter normalen Verhältnissen den Rohrzucker gebrauchten. Auf diese Weise suchten sie ihr großes Wissen zur Schau zu tragen.

Der Milchzuckerrummel fand sein Ende, als das Patent für seine Herstellung erlosch. Kaum war dies geschehen, so brachte SOXHLET einen neuen Zucker, den er Nährzucker nannte, mit großer Reklame in den Handel. Dieser sollte im Gegensatz zum Milchzucker beruhigend auf den Darm einwirken. Also nicht wissenschaftliche, sondern nur geschäftliche Interessen waren die Ursache der Einführung des Nährzuckers. Dieser ist kein Zucker, sondern ein Mehlpräparat. Bei der Malzgewinnung wird der im Mehl sich abspielende Vorgang so zeitig unterbrochen, daß nur Spuren von Maltose entstehen. Ein so angekeimtes Mehl ist der Nährzucker. Er fand sehr rasch eine große Verbreitung. Noch heute wird er fast in allen Kinderkliniken verwandt. Ob dies notwendig ist, ist eine Frage, die ich mit nein beantworten möchte. Alles, was mit Nährzucker erreicht wird, läßt sich auch mit Rübenzucker erzielen. Mit dieser Meinung stehe ich nicht allein.

Einer besonderen Erwähnung bedarf noch der Gebrauch von Malz in der Säuglingsernährung. Reine Maltose ist so teuer, daß sie für diesen Zweck nicht in Frage kommt. Es mußte deshalb nach Verfahren gesucht werden, einen Malzgehalt der Nahrung auf billigere Art zu erreichen. Der erste, der einen solchen Weg zeigte, war der Chemiker LIEBIG. Er gab eine „Suppe" an, die für ältere Säuglinge als Nahrung dienen sollte und tatsächlich ein vorzügliches Nahrungsmittel war.

Zu ihrer Zubereitung braucht man gekeimte Gerste. Diese ist in Deutschland durch das Eingreifen der Steuerbehörde nicht zu haben. Deshalb blieb die Liebigsuppe in Deutschland unbekannt. Wir brauchten eine besondere Bewilligung von der Steuerbehörde, um Versuche mit der Nahrung zu machen. In Österreich, wo WIDERHOFER ein großes Interesse für die Liebigsuppe hatte, konnte man die notwendige Gerste durch die Apotheken erhalten. Dort war diese Nahrung wohlbekannt. Ihre Zubereitung war kompliziert, ein Volksnahrungsmittel wurde sie deshalb nicht. Die Zubereitung erfolgte so, daß einer Milchmehlmischung keimende Gerste zugesetzt wurde. Durch langsames Erwärmen wurde eine starke Malzentwicklung erreicht, die der Suppe einen sehr guten Geschmack gab. Dieser wurde nicht einmal gestört durch den Zusatz eines schlecht schmeckenden Kaliumsalzes, den LIEBIG wegen des Wachstums der Kinder für notwendig hielt. Für die Qualität der Suppe war das langsame Abkochen maßgebend. Malz wird von Kindern gern genommen und gut vertragen. Man bemühte sich deshalb um Malzpräparate, die keiner besonderen Zubereitung bedürfen. Nach demselben Prinzip, nach dem der SOXHLETsche Nährzucker hergestellt wird, brachte man Mehle in den Handel, in denen aber der Malzprozeß nicht so zeitig unterbrochen, sondern ein beträchtlicher Malzgehalt erreicht wurde. Einzelne dieser Präparate, wie z. B. Mellins food, erfreuten sich einer großen Verbreitung. KELLER führte in die Säuglingsernährung den Gebrauch des Malzextraktes ein. Im Anschluß an LIEBIG ließ er diesem das Kalium zusetzen und brachte ihn unter dem Namen Loeflunds Malzsuppenextrakt in den Handel. KELLERS Malzsuppe ist heute noch für Kinder, welche Seifenstühle haben, eine empfehlenswerte Nahrung.

An letzter Stelle möchte ich noch das jüngste Kohlehydrat, das Dextropur, anführen. Lange Zeit gab es keinen Traubenzucker, den man Kindern geben konnte. Endlich ist unter dem Namen Dextropur ein Traubenzucker in den Handel gelangt, der frei von schädlichen Beimengungen ist. Der Traubenzucker wird schon in den obersten Darmteilen aufgenommen und ist deshalb manchmal unter pathologischen Verhältnissen vorteilhaft zu verwenden. Gesunde Kinder brauchen keinen Traubenzucker.

VI.

Schwieriger als die Frage nach der Ernährung des gesunden Kindes ist die nach der Ernährung des kranken Kindes zu beantworten. Letztere ist noch heute ein viel umstrittenes Problem und keineswegs gelöst. Das wichtigste und beste Heilmittel ist die Prophylaxe. Ein normales, richtig ernährtes Kind darf keine Ernährungsstörung erleiden. Ich bin überzeugt, daß das Absinken der Säuglingssterblichkeit hauptsächlich auf die Fortschritte in der Ernährung des gesunden Kindes zurückzuführen ist. Durch die Ernährungstherapie wird nur ein Teil der kranken Kinder gerettet. In den ersten Jahren meiner Zeit war die Sommersterblichkeit der Säuglinge ausschlaggebend für die gesamte Sterblichkeit der Kinder. Man glaubte, daß eine eigene, besondere Krankheit die Kinder in der heißen Sommerzeit befällt und dezimiert. Der Sommerdurchfall, Cholera infantum genannt, als eine selbständige Krankheit anzuerkennen, erschien mir unmöglich. Ich erklärte deshalb, daß nach meiner Meinung die Sommersterblichkeit aufhören muß, wenn die Kinder richtig ernährt in den Sommer gelangen werden. Die Zeit bestätigte die Richtigkeit meiner Meinung. Die Sommersterblichkeit hat aufgehört, nicht, weil wir ihr durch Behandlungsmethoden begegnen können, sondern nur wegen der prophylaktisch wirkenden, zweckmäßigen Ernährung der gesunden Kinder.

Gefürchtet wurde bei Säuglingen der Durchfall, verbunden mit dem Absinken des Körpergewichtes. Das ist berechtigt, denn man wußte nicht und weiß auch heute nicht, ob er nur eine leichte Störung anzeigt oder der Anfang einer schweren Erkrankung ist. Als ich Pädiater wurde, war es üblich, in jedem Falle Kalomel zu verordnen. Daß man einem Säugling Kalomel geben kann, war bei vielen Ärzten das einzige Wissen. Das Kalomel wurde teils als Abführmittel betrachtet, das die Schädlichkeit aus dem Darm herausschaffen sollte, teils als Antiseptikum, das es tatsächlich nicht war. Es dauerte lange, bis man der Ernährungstherapie die notwendige Beachtung schenkte.

Es lag nahe, die Behandlung eines Durchfalls mit der Entleerung des Darmes von seinem pathologischen Inhalt zu beginnen. Der Durchfall besorgt dies schon selbst sehr rasch. Wichtig ist aber, daß das Kind nicht die Nahrung weiter bekommt, bei der der Durchfall entstanden ist. Das Aussetzen der Nahrung hat sich rasch eingebürgert. Aber was man dem Kinde an Stelle seiner Nahrung geben soll, darüber bestehen noch Meinungsdifferenzen. Der eine gibt Tee mit Sacharin versüßt, der zweite gibt Tee mit Zucker, der dritte Schleim, der vierte eine Salzlösung, um eine bessere Retention des Wassers zu erreichen, der fünfte eine Gemüsesuppe usw. Mir kommt es hier nicht darauf an, alle Varianten anzuführen, sondern nur zu zeigen, daß wir nicht einmal über den Anfang der Behandlung einig sind.

Hat man es nun auf diese oder jene Art erreicht, daß der Darm frei von Nahrungsresten ist, so taucht die schwierige Frage auf, was das Kind nun erhalten soll. Die Rückkehr zu der Nahrung vor der Erkrankung bringt die Gefahr des Wiederaufflammens des Durchfalls. Man vermutete meist die Ursache in der Milch und schlug deshalb Milchwechsel vor. Dieser bewährte sich oft, ohne daß die Schädlichkeit in der Milch sicher nachgewiesen wurde. Ich halte es auch jetzt noch für angezeigt, einen Milchwechsel vorzunehmen, und empfehle zu diesem Zwecke die Verwendung von Trockenmilch. Letztere mußten wir anfangs aus Amerika beziehen. Jetzt wird sie aber auch in unserem Lande in vorzüglicher Qualität hergestellt. Der Milchwechsel genügt bei leichten Störungen, in schwereren Fällen muß man aber eine fettfreie Nahrung anzuwenden suchen.

Jeder Durchfall gibt die Indikation ab, das Fett für kürzere oder längere Zeit aus der Nahrung auszuschalten. Deshalb ist selbst die Frauenmilch keine geeignete Heilnahrung. Moll empfahl Mandelmilch vor dem Übergang zu Kuhmilch. Unsere Erfahrungen damit waren ungünstig. Als fettarme oder fast fettfreie Nahrung verwendete man allenthalben nach Durchfall mit Vorliebe die Buttermilch. Dies ist auch ein zweckmäßiges Vorgehen, denn die Buttermilch ist ein schlechter Nährboden für pathogene Organismen und hat noch den Vorzug der Fettarmut. Die Verwendung der Buttermilch als Heilnahrung war und ist ein großer Fortschritt. In schwersten Fällen versagt aber auch sie. Durchfall und Körpergewichtsabnahme hören nicht auf und zwingen uns, andere Auswege zu suchen. Der weitgehendste ist der, die Milchnahrung vollständig auszuschalten. Dies führte zu dem Gebrauche der Kindernährmehle. Sie waren ein sehr unvollkommener Behelf, eine Unterernährung. Wir gaben in solcher Situation der Mehlabkochung gerne Eidotter zu, wie es Stolte für die Ernährung der Kinder mit Tetanie angegeben hatte. Ohne Zweifel gab es eine Zeit, in der wir die kranken Kinder aus Angst, ihnen etwas Schädliches anzubieten, hungern ließen. Diesen Fehler glaubte Finkelstein mit seiner Eiweißmilch abhelfen zu können. Eiweißmilch ist Buttermilch, die mit Käse zu einer hochwertigen Nahrung angerührt wird. Sie wird den Säuglingen in rasch aufsteigenden Mengen und mit Zusätzen von Kohlehydraten gegeben und ist ein interessantes Beispiel dafür, was man alles einem Säugling mit Hilfe der Buttermilch beibringen kann. Die Erfolge mit der Eiweißmilch übertreffen nicht die mit Buttermilch mit den sonst gebräuchlichen Zusätzen. Infolgedessen wird sie immer weniger verwendet und wird voraussichtlich in Vergessenheit geraten.

Die Eiweißmilch wurde aber seinerzeit noch mit einer besonderen Indikation eingeführt. ESCHERICH machte schon darauf aufmerksam, daß bei Durchfall die Fäzes sauer riechen und sauer reagieren oder alkalisch reagieren und stark nach Fäulnisprodukten riechen können. Im ersteren Falle kann man Gärungsvorgänge, im letzteren Fäulnisprozesse als Ursache annehmen. Merkwürdigerweise wurden immer in der Pädiatrie die Gärungsprozesse als die hauptsächlichsten, nach der Meinung einzelner als die alleinigen Erreger der Durchfälle angesehen. Gärung und Fäulnis schließen sich gegenseitig aus. So erschien es gut begründet, in dem einen Falle die Kohlehydrate möglichst einzuschränken und viel Eiweiß zu verfüttern, im anderen Falle viel Kohlehydrate anzuwenden. Mit dieser Absicht wurde auch die Eiweißmilch als eine Nahrung gegen die Gärungsdurchfälle angegeben. Daß man durch die Art der Nahrung einen Einfluß auf die Beschaffenheit der Fäzes ausüben kann, ist ohne Zweifel richtig. Wir betrachten deshalb z. B. saure Fäzes als eine Indikation, nicht das besonders leicht gärende Hafermehl zu verwenden. Aber eine immer zum

Ziel führende Ernährungstherapie läßt sich auf dem Gegensatz von Gärung und Fäulnis nicht durchführen. Im Darm ist das Bestehen beider Prozesse nebeneinander möglich. Die Nahrung im Darm kann gären oder faulen, die Darmsekrete können faulen, aber nicht gären.

Größte Beachtung fanden stets die Wasserverluste bei Durchfällen. Der Durchfall wirkt dabei nur auslösend. Das Wasser, das verloren geht, ist vorher im Organismus locker gebunden aufgespeichert worden. Deshalb erschien es uns als ein großer Fehler, wenn angeblich gesunde Kinder weit über die zulässigen Grenzen rasch an Körpergewicht zunahmen. Sie erfahren bei Durchfall die größten Abnahmen. Das wichtigste Mittel gegen letztere ist also die Prophylaxe. Um den Wasserverlust beim bestehenden Durchfall aufzuhalten, suchte und sucht man noch nach geeigneten Mitteln. Der wichtigste therapeutische Vorschlag auf diesem Gebiete war der von JOHN inaugurierte, den Kindern Salz zu verabreichen, um die Wasserretention zu begünstigen. Diese Behandlung erfordert aber große Vorsicht, weil zu große Dosen von Salz zur Ödembildung führen. Da die Wasserzufuhr durch den Darm in schweren Fällen nicht ausreicht, versuchte man das Wasser parenteral in den Körper zu bringen. Dies führte zu den subkutanen Infusionen von Salz und Zuckerlösungen. Für diese Methode konnte ich mich nicht begeistern. Mit großen subkutanen Infusionen löst man große Hautpartien vom Körper ab. Das Abhäuten der Kinder erschien mir bedenklich. Kleine Infusionen ermöglichen nicht ausreichende Wasserzufuhr. Intraperitoneale Infusionen erwiesen sich als gefährlich. So blieb nur noch der Blutweg übrig. Von diesem macht man jetzt Gebrauch. Über das, was man in die Blutbahn infundieren soll, gehen noch die Meinungen auseinander. Ob Bluttransfusionen etwas leisten, kann ich nicht beurteilen, weil wir sie zu diesem Zwecke nicht verwendet haben.

Ich habe bereits an anderer Stelle ausgeführt, daß ich bei den alimentären Toxikosen im Darminhalt nach toxisch wirkenden Substanzen suchte und keine fand. In den letzten Jahren wurde dieser Gedanke wieder aufgenommen und insbesondere eine Histaminvergiftung aus interessanten zahlreichen Untersuchungen erschlossen. Wenn sich diese bewahrheitet, so liegt eine neue Möglichkeit der Therapie vor, die aber noch nicht ausgearbeitet ist.

Bemerkenswert erscheint es mir, daß die medikamentöse Behandlung der Durchfälle im Laufe der Jahre aufgehört hat. Ich habe noch eine Zeit mitgemacht, in der man Tannin oder Wismut für unentbehrlich hielt.

VII.

Um die Ernährung der Säuglinge mußte man sich kümmern, weil deren Sterblichkeit im engen Zusammenhang mit der Ernährung stand. Bei den größeren Kindern machte sich dies nicht so aufdringlich bemerkbar.

Wie ich schon an dem Beispiele der Skrofulose zeigte, war es aber ebenso notwendig, der Art der Ernährung Beachtung zu schenken. Dies war um so notwendiger, als sich in der Zeit, als ich Pädiater wurde, arge Mißstände in der Ernährung der älteren Kinder eingebürgert hatten. Damals wurde noch der Wert der Nahrung für Erwachsene fast nur nach ihrem Stickstoffgehalt berechnet. Dies wurde auch auf die Nahrung der Kinder übertragen. So kam es, daß die animalen Nahrungsmittel wie Milch, Käse, Eier und Fleisch für die einzig wertvollen betrachtet wurden. Eine Kost, die vorwiegend aus diesen Bestandteilen aufgebaut war, nannte man „kräftige Kost". Gemüse, Salate, Obst galten wegen des niedrigen Stickstoffwertes als wenig notwendig und wurden deshalb nur in geringen Mengen oder gar nicht den Kindern gegeben. Nur wo die Not dazu zwang, bekamen die Kinder Brot und Kartoffeln. Im „Lehrbuch für Kinderheilkunde" von VOGEL konnte man lesen: Von Brot und Kartoffeln bekommen die Kinder Skrofulose. Wenn die Ärzte einen solchen Standpunkt vertraten, konnte es nicht auffallen, daß Eltern, deren Mittel es erlaubten, ihren Kindern solche bedenkliche Nahrungsmittel nicht anboten. Die Kinder der wohlhabenden Bevölkerung litten unter der einseitigen animalen Kost, die Kinder der Armen unter einer unvollkommenen vegetarischen Kost.

Eine schwer verständliche Überschätzung erfuhr die Milch als Nahrungsmittel. In der Zeit, von der ich spreche, war es üblich, Kindern Milch als Getränk bis zu einem Liter pro Tag zu verabreichen. Sie erhielten die Nahrung ihrer Eltern, von der diese satt wurden, und überdies die Milch als Zugabe, die die Erwachsenen nicht nahmen. Dies bedeutete eine Überernährung, der man einen guten Einfluß auf die Widerstandsfähigkeit der Kinder zuschreiben wollte. Die Milch kam damals in rohem Zustand in den Handel und wurde vielfach roh getrunken, angeblich weil sie besser schmeckt als gekochte Milch. Dagegen mußte an erster Stelle protestiert werden. Es gibt bei uns keinen tuberkulosefreien Kuhstall. Infolgedessen liegt die Möglichkeit vor, daß die Milch Tuberkelbazillen enthält. Wie oft diese eine Abdominaltuberkulose verursachen, darüber wußten englische Ärzte viel beim internationalen Kongreß in London im Jahre 1913 zu berichten. Weniger bekannt ist, daß viele Kühe an leichten Graden von Mastitis leiden, bei derem Bestande die Milch hämolytische Streptokokken enthält. In der jetzigen Zeit, in der viele Ärzte diese Streptokokken für die Erreger des Scharlachs halten, ist auch dies ein Grund gegen den Gebrauch roher Milch zu protestieren. In dieser Hinsicht erscheint es ein großer Fortschritt, daß die Molkereien jetzt die Milch pasteurisiert in den Handel bringen.

Am meisten gaben magere Kinder Veranlassung zur Mästung und Überernährung. Es gibt viele Kinder, die nach dem zweiten Lebensjahre mager und schlank werden und ihre ganze Kindheit hindurch so bleiben. Dies ist ein erblicher Familientypus, aber kein pathologischer Zustand. Leicht zu erkennen sind die Kinder an ihren dünnen Knochen und kleinen Gelenken. Nur dickknochige Kinder werden fett. Der magere und schlanke Habitus ist kein Zeichen einer insuffizienten Ernährung. Diese Tatsache ist merkwürdig wenig bekannt. Ich erinnere mich, daß die Schulärzte, als sie in den Kriegsjahren die Kinder zu beurteilen hatten, solche Kinder als schlecht genährt bezeichneten. Dies führte zu fehlerhaften Berichten. Die in Rede stehenden Kinder zu mästen hat keinen Zweck. Es ergibt auch mit der Milchüberernährung keinen Erfolg, bedeutet aber für die Kinder eine Quälerei.

Wenn wir eine Einschränkung der Milchernährung erzielen wollten, so mußten wir uns entschließen, die zulässige Menge anzugeben. Vom Ende des zweiten Lebensjahres ab soll ein Kind nicht mehr als 250 g Milch pro Tag in seiner Nahrung bekommen. Mit dieser Milchmenge kommt man gut aus, wenn man die Zahl der Mahlzeiten auf das notwendige Minimum einschränkt. In dem größten Teil der Welt hält man drei Mahlzeiten für ausreichend. Ob man dabei die zweite oder die dritte Mahlzeit zur Hauptmahlzeit macht, ist gleichgültig. Wir halten diesen Grundsatz für richtig und wünschten, daß er auch bei uns berücksichtigt wird. Er bringt schon den Vorteil mit sich, daß die Kinder nicht wählerisch werden. Ein Kind, das halbsatt zu Tisch kommt, verweigert bald die eine, bald die andere Speise, die seinen Geschmack nicht reizt. Nun gibt es bei uns aber viele Menschen, die fünf Mahlzeiten für notwendig halten und dies auch bei ihren Kindern einhalten. Wenn man sich unter solchen Umständen zu Konzessionen herbeiläßt, so sollte man nur Obst bei den Zwischenmahlzeiten für angezeigt erklären.

Eine unerfreuliche Sitte ist bei uns das Schulfrühstück. Es wird vielfach für wichtiger gehalten als die Schulbücher. Das Schulfrühstück interessiert uns schon deshalb, weil den Kindern Milch in der Schule zum Kauf angeboten wird. Dies geschieht nicht auf ärztliche Veranlassung, sondern auf Betreiben der Milchhändler, die ihre Milch verkaufen wollen. Die Milch ist teuer. Kinder, die sie kaufen können, brauchen sie nicht, und die Armen, denen man sie bewilligen könnte, können sie nicht kaufen. Wir protestieren gegen diesen Milchverkauf in den Schulen, weil er eine Reklame für die Milch abgibt, die mißverstanden wird.

Der Milch schrieb man auch gute Eigenschaften zu, die ihr nicht zukommen. So wurde sie früher als die Nahrung betrachtet, die besonders schonend auf die Nieren wirkt. Bei Scharlach gab man Milchdiät, um die Kinder vor der Nephritis zu schützen. Bei der Nephritis gab man sie erst recht, um die Nieren nicht zu reizen. Diesem Irrtum machte POSPISCHILL ein Ende, indem er an einer großen Kinderzahl zeigte, daß es nach Scharlach bei jeder anderen Diät nicht mehr Nephritis gibt, als nach Milchdiät, und der Verlauf dieser Krankheit bei Milchdiät keine Vorzüge aufweist. Weitere Untersuchungen, die auf unserer Klinik durchgeführt wurden, zeigten, daß die Milch wegen ihres hohen Eiweiß- und Salzgehaltes kein geeignetes Nährmittel bei Nephritis ist.

Ungünstig wirkt die Überernährung mit Milch auf Kinder mit exsudativer Diathese. Die Anfälligkeit der Kinder erreicht dabei hohe Grade. Bei der großen Verbreitung dieser Diathese war dies allein schon für mich ein Grund gegen die unnötige Milchanwendung Einspruch zu erheben. Abgesehen davon zeigten sich die mit Milch überernährten Kinder wenig resistent gegen Infektionskrankheiten. Sie machten diese Krankheiten schwer und unberechenbar durch. Es gab also Gründe genug gegen den Mißbrauch der Milch vorzugehen. Langsam aber doch gelang es diesen abzuschaffen. Am längsten wurde er noch in Kinderheimen erhalten. Der Leiter eines großen Kinderheimes beleuchtete im Jahresberichte seine Erfolge mit der Menge der Milch, die die Kinder konsumierten. Dabei war er noch der Besitzer des zugehörigen Kuhstalles. Solche Erfahrungen sind glücklicherweise im Aussterben.

Die Beschränkung der Milchernährung wurde erleichtert durch neue Anschauungen über Ernährung, die die Zeit mit sich brachte. Zunächst waren es die Vegetarianer, die die Vorurteile gegen die Pflanzenkost bekämpften. Sie erreichten aber nicht eine allgemeine Anerkennung, weil sie aus einem Extrem in das andere verfielen. Sie lehnten jede animale Nahrung ab, besonders wenn sie vom toten Tiere stammte. Was sie nicht erreichten, die zweckmäßige gemischte Kost, gelang auffallend leicht durch die Lehre von den Vitaminen. Diese fand in der Bevölkerung eine so rasche Verbreitung, wie sie nur selten einer medizinischen Belehrung zuteil wird.

Jetzt wurden den Kindern neben etwas animaler Nahrung Gemüse, Kartoffeln, Salate und Obst gegeben, also das erreicht, was wir wollten. Natürlich kamen dabei, wie bei allen Neuerungen, Übertreibungen vor. Wenn ein Kind täglich 6—8 Apfelsinen bekommt, so ist dies eine solche. Glücklicherweise bringt der reichliche Genuß von vitaminhaltiger Nahrung keinen Schaden.

Interessant ist, wie sich in dieser Zeit der Absatz einzelner Früchte gesteigert hat. So z. B. wurden Apfelsinen in immer größeren Mengen eingeführt, weil sie einen hohen Vitamingehalt aufweisen. Die Banane, die man früher kaum kannte, ist jetzt populär geworden und wird in großen Mengen verbraucht. Sie wird in Schiffen nach Deutschland gebracht, die eigens für den Transport konstruiert sind. Als ich nach Deutschland kam, kannte man nicht die Tomaten. Jetzt werden sie bei uns so gezüchtet, daß man sie zu jeder Jahreszeit haben kann.

Der Vitamingehalt der Pflanzennahrung ist sehr verschieden groß. Dies wird nicht immer berücksichtigt. So ist z. B. nicht bekannt, daß der Kohl besonders wertvoll ist.

Es ist merkwürdig, daß der Glaube an die Notwendigkeit der Vitamine so groß ist, ohne daß sich ihr Gebrauch äußerlich an den Kindern irgendwie bemerkbar macht. Ärztlicherseits kennen wir die Notwendigkeit der Vitamine im Krankheitsfalle. Auf diesem Gebiete hat aber die Forschung noch viele Fragen zu erledigen. Bei der gegenwärtigen Überschätzung der Vitamine muß darauf hingewiesen werden, daß die vegetarischen Nahrungsmittel auch einen wichtigen Zweck erfüllen, wenn man von den Vitaminen absieht. Sie sorgen für den notwendigen Alkaligehalt im Organismus. Schon deswegen allein müssen wir für ihre Verwendung eintreten.

Als Neuheit ist meinerzeit die Rohkost aufgekommen. Sie kann nur zu Heilzwecken Verwendung finden. Gutes leistet sie bei der Behandlung neurogener Ekzeme. Auch wo eine Entwässerung des Körpers wünschenswert ist, kann von ihr Gebrauch gemacht werden. Es ist nicht leicht, die Rohkost so schmackhaft zu machen, daß sie Kindern längere Zeit beizubringen ist.

VIII.

Viel wurde in meiner Zeit auf dem Gebiete der Tuberkulose erforscht. Schon in meinen Assistentenjahren in Prag hatte ich Gelegenheit, wichtige Beobachtungen mitzumachen. Auf Veranlassung von Prof. EPSTEIN wurden die Kinder, deren Mütter eine floride Tuberkulose hatten, in den Frauenkliniken sofort nach der Geburt von ihren Müttern getrennt und zu uns in die Kinderklinik gebracht. Dort wurden sie von gesunden Ammen an der Brust ernährt. Jede Möglichkeit einer tuberkulösen Infektion wurde ausgeschlossen. Trotzdem erkrankten einige dieser Kinder an Tuberkulose, an der sie nach einigen Wochen oder Monaten starben. Für uns war damit das Vorkommen einer angeborenen

Tuberkulose bewiesen. Von den an Tuberkulose verstorbenen Säuglingen scheint mir erwähnenswert, daß sich bei der Obduktion auch Lungentuberkulose, sogar mit Kavernen, nachweisen ließ. Aus den klinischen Beobachtungen fiel auf, daß die Kinder bei der Ernährung an der Brust anscheinend gut gediehen. Sie nahmen täglich an Körpergewicht zu, so daß ihre Körpergewichtskurve eine gerade ansteigende Linie zeigte. An einem bestimmten Tage hörte dies auf. Die Kinder nahmen ab, und diese Abnahme hielt bis zum Ende an. Was an dem Tage im Körper vorging, von dem an der Verfall unaufhaltsam eintrat, konnten wir leider nicht erklären.

Der erste, der die allgemeine Aufmerksamkeit auf die Tuberkulose der Kinder lenkte, war BEHRING. Großes Aufsehen machte sein Vortrag, in dem er die These aufstellte, daß die Tuberkulose im frühen Kindesalter erworben wird und die Tuberkulose der Erwachsenen nur das Finale derselben sei. Die Pädiater befanden sich dazu damals in einem gewissen Gegensatz. Es war Lehrmeinung, daß jede in den ersten Jahren erworbene Tuberkulose rasch zum Tode führt. Diese Lehrmeinung ist nur so zu verstehen, daß die damals diagnostizierbare Tuberkulose eine schlechte Prognose gab. Das Urteil der Pädiater änderte sich, als die Diagnostik Fortschritte machte.

Fortschritte der Diagnostik ermöglichte zunächst die Untersuchung im Röntgenbild. Die Lungenuntersuchung ergab Befunde, die ohne dieses Hilfsmittel der

Diagnose unzugänglich waren. Viel bedeutungsvoller war aber die Entdeckung der Tuberkulinreaktion durch PIRQUET. Sie zeigte uns, wie stark verbreitet die Tuberkulose bei Kindern ist, und bestätigte auf diese Weise die These BEHRINGS. Sie lehrte uns aber eine neue Krankheit kennen, das ist die latent bleibende Tuberkulose, die sich nur durch die Tuberkulinreaktion erkennen läßt. Heute wissen wir, daß selbst Infektionen von Säuglingen latent bleiben können, und die alte Lehrmeinung der Pädiater ist begraben.

HAMBURGER machte den ersten Versuch, an dem Material der Wiener Poliklinik festzustellen, wie die Häufigkeit der Tuberkuloseinfektion mit dem Alter der Kinder zunimmt. Seine Zahlen waren extrem hoch. Es wurde vielfach der Fehler gemacht, diese Zahlen zu verallgemeinern. Gleiche Untersuchungen an anderen Orten und Ländern ergaben wesentlich kleinere Zahlen. Immerhin lehrten diese Untersuchungen, wie verbreitet die Tuberkulose ist und daß ihre Bekämpfung als eine wichtigste Aufgabe der Pädiatrie gelten muß. Für die Verbreitung der Tuberkuloseinfektion kommt neben dem Genuß roher Milch nur der erwachsene tuberkulöse Mensch in Betracht. Namentlich der hustende Mensch ist den Kindern gefährlich.

Die Gefährlichkeit solcher Menschen wurde durch die Lehre von der Tröpfcheninfektion von FLÜGGE richtig beleuchtet. Sie klärte uns über den Weg auf, der zur Infektion der Kinder führt. Sie brachte aber eine Folgerung mit sich, der ich mich nicht ganz anschließen konnte. Man nahm an, daß die Kinder die bazillentragenden Tröpfchen einatmen. Auf dem Luftwege sollen sie sodann bis in die Bronchien gelangen und dort den Primärherd der Tuberkulose verursachen. Wenn man im Röntgenbild von der Lunge eines Kindes einen scharf begrenzten isolierten Schattenfleck fand, so wurde er als Primärherd bezeichnet. In gleicher Weise wurde bei Obduktionen jeder isolierte Tuberkuloseherd in der Lunge bewertet. Mir erschien es stets unwahrscheinlich, daß die Tröpfchen mit den Bazillen bis in die Bronchien gelangen können. Ich nahm an, daß sie an den Schleimhäuten der Luftwege haften bleiben und mit deren Sekreten in den Darm gelangen. So kam ich zu der Ansicht, daß die Primärherde im Abdomen zu suchen sind und Lungenherde auf dem Lymph- und Blutwege zustande kommen. Dafür lassen sich bei geeigneter Sektionstechnik, wie der von WESTENHÖFER, genügende Beweise erbringen. Niemals sieht man aus einem sogenannten Primärherd in der Lunge eine Lungentuberkulose entstehen. Nur die Bronchialdrüsen können in Mitleidenschaft gezogen werden.

Als ich als Pädiater nach Breslau kam, war die von KOCH geschaffene Tuberkulinbehandlung eine sensationelle Neuerung. Ich hatte zwar schon in Prag die ersten Versuche mit der Tuberkulinbehandlung mitmachen können. Von diesen möchte ich aber nicht sprechen. Wir hatten damals noch keine Richtschnur für eine richtige Dosierung. In Breslau befaßten wir uns aber mit größtem Interesse jahrelang mit der Tuberkulinbehandlung. Wir versuchten es in kleinsten Dosen und in größeren Dosen. Extrem große Dosen haben wir nicht angewendet. Dagegen sammelten wir Erfahrungen mit allen damals als minder giftig empfohlenen Tuberkulinen. Das Resultat aller unserer Bemühungen war eine vollständige Ablehnung dieser Behandlung. Ich möchte mich, so wie es die Hygieniker tun, so äußern, daß das Tuberkulin kein Heilmittel ist. Mir erscheint dies notwendig, weil es noch immer Ärzte gibt, die dies nicht glauben wollen.

Zu gleicher Zeit kam der Gedanke auf, daß die Sonne heilend auf tuberkulöse Prozesse einwirken kann. Dabei handelte es sich um eine Täuschung. Der Sonnenwirkung wurden die Kinder im Freien ausgesetzt. Die Freiluftbehandlung wirkt günstig und wird heute mit Recht überall durchgeführt, wo tuberkulöse Kinder behandelt werden. Die Sonne leistet dabei nichts und ist infolgedessen entbehrlich. Als ich in Straßburg war, wo das Klima sehr milde ist, exponierten wir Kinder der Sonne, bis sie am ganzen Körper schwarzbraun pigmentiert waren. Dabei heilte keine Tuberkulose. Wir beobachteten sogar das Auftreten neuer Tuberkuloseherde.

Der Glaube an die Sonnenwirkung brachte eine Veränderung bei den Chirurgen hervor. In der ersten Zeit meiner Tätigkeit war es noch üblich, jeden äußeren tuberkulösen Herd operativ anzugehen. Die Erfolge der konservativen Behandlung veranlaßten die Chirurgen dazu, die Operationen abzulehnen. Sie verfielen aus einem Extrem in das andere. Daß Knochenherde heute nur unter besonderen Bedingungen operiert werden, ist als ein Fortschritt zu betrachten. Aber die möglichst frühzeitige Entfernung als tuberkulös erkannter Lymphknoten erscheint mir auch jetzt noch ein zweckmäßiger Eingriff.

Als Ersatz der Operation an den Lymphknoten wurde die Röntgentiefenbestrahlung eingeführt. Die Strahlen vernichten nicht die Tuberkelbazillen, veröden aber die Lymphknoten, so daß der Prozeß lokalisiert bleibt. Auch bei der Abdominaltuberkulose wurde die Röntgentiefenbestrahlung angewendet. Wir haben mit dieser Behandlung befriedigende Erfolge erzielt. Besonders bemerkbar machte sich eine starke Verkürzung der Krankheitsdauer.

Eine wichtige Neuerung war die Einführung der Pneumothoraxbehandlung der Lungentuberkulosen bei Kindern. Wir waren durch einen Zufall die ersten, die sie anwandten. Dr. PIELSTIKER kam aus der Klinik von BRAUER, wo er die Technik der Pneumothoraxbehandlung gelernt hatte, zu uns als Assistent in die Straßburger Kinderklinik. Er begann bald damit, die Behandlungsmethode bei Kindern mit florider Lungentuberkulose anzuwenden. Glücklicherweise fielen gleich die ersten Versuche so günstig aus, daß wir die Pneumothoraxbehandlung dauernd beibehielten. In Berlin hatten wir dazu reichlich Gelegenheit. Wenn keine Verwachsungen die Pneumothoraxbehandlung behinderten und dieselbe lange genug, wir betrachteten zwei Jahre als notwendig, fortgeführt wurde, so ergab sie gute Erfolge.

Da es der Chemotherapie nicht gelang, ein die Tuberkelbazillen vernichtendes Mittel zu finden, so bemühte man sich, der Tuberkulose auf die Weise zu begegnen, daß man die Widerstandskraft des Körpers zu heben suchte. Die Freiluftbehandlung war schon ein solches Hilfsmittel. Größtes Gewicht legte man dabei auf die Ernährung der Kinder. Hebung des Körpergewichtes durch Überernährung wurde als dringend notwendig angestrebt. Noch PIRQUET äußerte sich so, daß tuberkulöse Kinder quantitativ mehr, dies bezog sich bei ihm auf den Kaloriengehalt, Nahrung erhalten müßten als gesunde Kinder. Rasche oder auffallend starke Zunahmen lassen sich nur durch reichliche Fütterung von Kohlehydraten erreichen. Die Zunahmen sind dabei durch Wasserretention verursacht. Der wasserreiche Körper ist aber nicht der widerstandsfähige, und auch bei der Tuberkulose nicht erwünscht. Wir gaben deshalb das Verlangen nach der Körpergewichtszunahme auf und schränkten die Kohlehydratfütterung ein. Dafür legten wir das größte Gewicht auf eine reichliche Fettzufuhr. Mit Butter wurde nicht gespart. Wenn die Kinder auch viel Butter genießen, so nehmen sie nur langsam oder gar nicht zu. Aber die Tuberkulose zeigt eine nicht zu übersehende Heiltendenz.

Auf die Wichtigkeit des Fettes wurden wir durch Tierexperimente von WEIGERT hingelenkt. Er mästete ein junges Schwein mit Fett und ein zweites mit Kohlehydraten. Sodann wurden beide Tiere mit Tuberkelbazillen von derselben Kultur geimpft. Als die Tiere später getötet wurden, zeigte es sich, daß der Körper des Kohlehydrattieres ganz von Tuberkelknötchen durchsetzt war, wogegen das Fetttier nur eine auf den Impfherd und seine Umgebung beschränkte Tuberkulose aufwies. Dieses Tierexperiment blieb für uns führend. Während des Weltkrieges erfuhr es eine traurige Bestätigung. Als sich während des Krieges ein zunehmender Mangel an Fett geltend machte, stieg die Mortalität an Tuberkulose zu erschreckend hohen Zahlen an. Sowie mit Beendigung des Krieges der Fettmangel beseitigt wurde, nahm die Sterblichkeit sofort ab und sank rasch auf die kleinen Werte, die sie in den Jahren vor dem Kriege aufwies.

Mit der fettreichen Nahrung gaben wir uns noch nicht zufrieden. Zur Hebung der Widerstandskraft des Organismus bedienten wir uns überdies der Proteinkörpertherapie. Zuerst bekamen wir zu diesem Zwecke Serum von Tieren, die mit großen Dosen von Tuberkelbazillen intraperitoneal geimpft worden waren. Da wir davon keinen weiteren Vorteil sahen als den, den wir als Proteinkörperwirkung betrachten konnten, so gebrauchten wir später einfaches Leerserum. Lange Zeit verwandten wir Hämostix, das aber jetzt nicht mehr im Handel ist. Wir injizierten jeden zweiten Tag anfangs $1/2$ ccm, später 1 ccm wochen- und monatelang. Mit dieser Behandlung, die wir 20 Jahre anwandten, waren wir zufrieden. Die Kinder befanden sich dabei wohl, und die Tuberkulosen heilten langsam, aber regelmäßig.

Die ersten Jahre sahen wir in keinem Falle eine Miliartuberkulose eintreten. Wir waren geneigt, deswegen die Proteinkörpertherapie sehr hoch einzuschätzen. Unsere Meinung wurde aber unhaltbar, als dann doch, und zwar ein schon lange behandeltes Kind an Miliartuberkulose erkrankte. Der Fall blieb zwar vereinzelt, aber wir blieben in unserer Erwartung enttäuscht. Im Laufe der Jahre, in denen wir die Proteinkörpertherapie verwendeten, wurden uns verschiedene Mittel zur Behandlung der tuberkulösen Kinder empfohlen. Wir verhielten uns gegen solche Vorschläge, wie z. B. der Goldbehandlung, wenn sie uns gut begründet erschienen, nicht ablehnend. Es gab aber stets solche Mißerfolge, daß wir gerne zu der Proteinkörpertherapie zurückgriffen.

Wenn ich schon von unseren Beobachtungen an tuberkulösen Kindern spreche, so möchte ich noch einen Fortschritt berichten, den wir in der Diagnostik der tuberkulösen Lungenprozesse erreicht haben. Wir schufen das Krankheitsbild der Epituberkulose, über das meine Assistenten berichteten. Es ist ein Krankheitsbild, dessen Entdeckung hauptsächlich sorgfältigen Untersuchungen von Röntgenaufnahmen zu verdanken war. Wir glaubten, daß es sich dabei um Infiltrate, um kleine Tuberkelherde handle, welche monatelang bestehen können, ehe sie sich langsam zurückbilden. RÖSSLE erklärte sie später für Atelektasen, die durch Druck von tuberkulösen Drüsen auf einzelne Bronchialzweige entstehen. Auf jeden Fall bedeutete die Epituberkulose einen großen diagnostischen Fortschritt.

IX.

Ein großes, wichtiges Gebiet der Kinderheilkunde bilden die Infektionskrankheiten der Kinder. Die Absonderungsabteilungen für solche Fälle gehörten zu den internen Kliniken, nur die Diphtherie wurde wegen den Tracheotomien der chirurgischen Klinik angeschlossen. Es dauerte lange, bis diese den Kinderkliniken angegliedert wurden. Jetzt ist dies aber allgemein der Fall.

Wie ich nach Deutschland kam, stand die Diphtherie im Vordergrunde des Interesses. Es war die Zeit, als eben v. BEHRING das Diphtherieheilserum entdeckt hatte und die ersten Versuche mit diesem gemacht wurden. Den Kinderärzten fiel die Aufgabe zu, die Wirksamkeit des Heilserums zu erproben. Wir beteiligten uns auch daran, weil mir der Chirurg v. MIKULICZ gleich nach meinem Dienstantritt in Breslau die Diphtheriebaracke übergab. Ich bin einer der wenigen lebenden Ärzte, die die Diphtherie noch vor der Heilserumzeit kennengelernt haben. Nur wer diese Zeit mitgemacht hat, weiß, was die Entdeckung des Heilserums bedeutet. Auf einer Eisenbahnfahrt traf ich einmal mit FR. V. MÜLLER zusammen. Wir sprachen darüber, was wohl das bedeutendste Ereignis sei, das wir in unserer Zeit in der Medizin erlebt haben. FR. V. MÜLLER meinte, daß es die Erkenntnis von der Ursache des Myxödems und seine erfolgreiche Behandlung mit Schilddrüsenpräparaten sei. Ich war dagegen der Ansicht, daß es die Entdeckung des Diphtherieheilserums war. Blühende und prachtvolle Kinder sah ich an Diphtherie zugrunde gehen und empfand es deprimierend, dieser Krankheit hilflos gegenüberzustehen. Das Heilserum brachte einen solchen Wandel in der Heilungsmöglichkeit der Diphtherie, wie wir ihn auf keinem anderen Gebiete erreicht haben. Es kann nicht überraschen, daß es mir unverständlich ist, wie einzelne Ärzte noch an der Notwendigkeit des Heilserums oder an dessen Wirkung zweifeln können.

Das wichtigste vom Heilserum ist, daß es ein prophylaktisches Mittel ist. Niemand zweifelt daran, daß es sicher wirkt, wenn es frühzeitig angewandt wird. Leider ist der Beginn der Krankheit nicht immer leicht zu erkennen. Bedauerlicherweise hat sich die Unsitte ausgebildet, die Anwendung des Heilserums von dem Ergebnis der bakteriologischen Untersuchung abhängig zu machen. Die Diphtherie muß schon auf den Verdacht hin behandelt werden. Wenn dabei ein oder das andere Mal das Heilserum unnötigerweise gebraucht wird, so ist dies kein Fehler.

Ob es eine maligne Diphtherie gibt, bei der das Heilserum unwirksam bleibt, auch wenn es sehr zeitig angewendet wird, weiß ich nicht. Ich habe nie derartiges gesehen. Was man aber in der Medizin nicht selbst gesehen hat, darf man nicht für ausgeschlossen halten. Es gibt viele Kollegen, welche eine solche maligne Diphtherie als sicher vorkommend bezeichnen. Die bisher versuchten Gegenmaßnahmen haben noch zu keinem befriedigenden Erfolge geführt. Der Tod erfolgt unter sehr schnell einsetzenden Kreislaufsstörungen, und diese sind trotz aller aufgewandten Arbeit bislang der dunkelste Symptomenkomplex im Krankheitsbilde der Diphtherie.

BEHRING starb noch in dem Glauben, daß es durch aktive Schutzimpfungen der gesunden Kinder gelingen müßte, die Diphtherie ganz zum Verschwinden zu bringen. Dies ist bis zum heutigen Tage noch nicht in Erfüllung gegangen. Es hat den Anschein, daß sich die Zahl der Diphtheriefälle mit aktiven Schutzimpfungen herabsetzen läßt, aber eine vollkommene Sicherheit gegen die Krankheit läßt sich nicht erreichen. Wir konnten uns schon deswegen nicht für die Schutzimpfungen begeistern, weil deren Technik nicht einheitlich und befriedigend war. Passive Schutzimpfungen mit Pferdeheilserum machten wir bei den Geschwistern von diphtheriekranken Kindern und waren mit diesen sehr zufrieden.

Die auffallendste Tatsache nach der Einführung der Serumbehandlung war das Absinken der Zahl der Tracheotomien. Wenn das Heilserum nichts anderes könnte, als das Übergreifen der Diphtherie auf die tieferen Luftwege zu verhüten, so wäre es schon ein wichtiges Heilmittel. Die Zahl der Tracheotomien wurde noch mehr eingeschränkt durch die von O'DWYER angegebene Intubation. In Verbindung mit der Serumbehandlung macht sie meist die Tracheotomie entbehrlich. Leider ist sie nur im Krankenhause anwendbar, wo jederzeit ein Arzt zur Verfügung steht. Um die

Technik der Intubation hat sich namentlich BOKAY große Verdienste erworben.

Wie schwierig es ist, sich über therapeutische Maßnahmen zu einigen, zeigt die Dosierung des Heilserums. Es gibt Kollegen, die für kleine Dosen, und andere, die für äußerst große Dosen eintreten. Wahrscheinlich haben beide recht. In leichten Fällen, besonders wenn das Heilserum sehr zeitig angewendet wird, genügen kleine Dosen. In schweren Fällen können manchmal große Dosen helfen. Aber auch mit den größten Dosen läßt sich die Mortalität der Diphtherie nicht auf den Nullpunkt bringen.

Unter dem Einfluß von EHRLICH wurde der Wert des Heilserums nur nach dem Gehalt an Immunisierungseinheiten eingeschätzt. In Frankreich wurde stets neben dem Antitoxingehalt auch dem Serum selbst eine Beteiligung an dem Heileffekt zugeschrieben. Auch wenn man diesen Standpunkt anerkennt, wie wir das tun, so darf man nicht das Serum ohne Antitoxingehalt für die Diphtheriebehandlung als ausreichend betrachten. BINGELS derartige Versuche waren interessant, fordern aber nicht zur Nachahmung auf.

Viele Mühe wurde darauf verwandt, das Serum von allen entbehrlichen Bestandteilen zu befreien, um die Serumkrankheit zu vermeiden. Dies ist bis jetzt nicht gelungen. Glücklicherweise ist aber die Serumkrankheit nur eine unerfreuliche Komplikation, aber keine Gefahr.

Man nimmt an, daß für die Verbreitung der Diphtherie hauptsächlich Bazillenträger verantwortlich sind.

Mit Rücksicht darauf ist die Jagd nach Bazillenträgern verständlich. Viele Arbeit wurde darauf verwandt, ein Mittel zu finden, womit die Bazillenträger bazillenfrei gemacht werden können. Leider bisher ohne befriedigenden Erfolg. Wenn es richtig wäre, was vielfach behauptet wurde, daß der Diphtheriebazillus ubiquitär ist, wäre die Bekämpfung der Bazillenträger weniger wichtig. Vorläufig wird aber noch der Bazillenträger gefürchtet, und es wird weiter nach Mitteln gesucht, wie sie unschädlich zu machen sind.

Das größte Problem auf dem Gebiet der Diphtherie ist zur Zeit die Behandlung der Kreislaufstörungen. Es wird noch intensiver Forschung bedürfen. Bisher ist noch nicht genügend bekannt, welche Rolle die Diphtheriekrankheit und welche die Disposition bei den Kreislaufstörungen spielt. Viele Kinder bleiben lange mit ihren Herzmuskeln auf embryonaler Stufe stehen. SAYMONT zeigte uns an prachtvollen histologischen Präparaten, daß dies besonders für die an Diphtherie verstorbenen Kinder gilt. Wir legten deshalb der kongenitalen Disposition eine große Bedeutung bei. Dieser Standpunkt erfreut sich nicht allgemeiner Zustimmung. Es gibt kein auf den Kreislauf wirkendes Mittel, das nicht bei Diphtherie versucht worden wäre. Gelöst ist aber die Frage der richtigen Behandlung der Kreislaufstörungen nicht.

Das erste, das uns bei Infektionskrankheiten interessiert, ist der Erreger. Diese Frage hat in meiner Zeit viele Forscher veranlaßt, den Scharlacherreger zu suchen.

Es wurde sogar ein eigener Kongreß in Königsberg abgehalten, dessen Programm nur der Scharlacherreger war. Von den Anfängen der Bakteriologie an zogen die Streptokokken bei Scharlach die Aufmerksamkeit auf sich. Man wagte sie nur nicht als die Erreger zu bezeichnen, weil man sie gerade in den rapid und maligne verlaufenden Fällen nicht fand. Trotzdem wurde ihnen eine wichtige Rolle im Krankheitsbilde des Scharlachs zugedacht. Großes Aufsehen machte der Versuch MOSERS, ein Scharlachstreptokokkenheilserum herzustellen. Er und ESCHERICH glaubten, diesem Serum eine heilende Wirkung bei Scharlach zusprechen zu können. Das Beispiel von MOSER fand viel Nachahmung. Es gelang leider nicht, ein genügend konzentriertes Heilserum zu erzielen. Man sah sich genötigt, große Serummengen zu verabreichen, und selbst diese genügten nicht jedesmal. Deshalb flaute die Begeisterung für das MOSERsche Serum ab.

Ein großer Fortschritt war es, als es dem amerikanischen Forscher DICK nachzuweisen gelang, daß nur ein bestimmter Streptokokkus als Erreger des Scharlachs anzusprechen sei. Dies war der toxinbildende hämolytische Streptokokkus. DICK konnte durch eine geistreich ersonnene Methode ein hochwertiges Serum von Pferden gewinnen. Das Serum ist überzeugend gegen die ersten toxischen Symptome bei Scharlach wirksam. Wir verwendeten es aber nur in schweren Fällen, weil bei leichten Fällen die Serumkrankheit schlimmer war als der Scharlach.

Ich bezeichnete bei einem Kongresse die Mortalität an Scharlach als das Spiegelbild der Art der Ernährung der Kinder. An dieser Meinung halte ich auch heute noch fest. Mäßig und richtig ernährte Kinder erkranken nicht an Scharlach oder nur an den leichtesten Formen dieser Krankheit. Es gibt keinen schweren und leichten Scharlach, sondern nur Kinder, die auf die Infektion schwer oder leicht reagieren. Den schwersten Verlauf beobachtete ich bei Kindern, die überernährt und sehr stark waren.

Bei Scharlach glaubte man, die Kinder lange im Bett halten zu müssen, um den Nachkrankheiten, namentlich der Nephritis, vorbeugen zu können. Dies war nicht richtig. Ich ließ die Kinder aufstehen, sobald sie entfiebert waren, und habe niemals einen Schaden davon gesehen. Bei dieser Gelegenheit machten wir eine amüsante Beobachtung. Auf dem Gartenstück, das zum Scharlachhaus in Straßburg gehörte, tummelten sich oft bis 20 Kinder herum. Unter ihnen entwickelte sich ein Kind zum Führer der übrigen. Es gab an, was gespielt wurde, und leitete die Spiele. Die übrigen Kinder folgten dem Führer, als ob dies sein müßte. Der Führer, manchmal war es auch ein Mädchen, wurde nicht gewählt, war auch nicht das stärkste oder älteste Kind. Es verstand aber die anderen anzuführen. Wir schlossen daraus, daß die Begabung zum Führertum nicht erworben wird, sondern angeboren ist.

Pirquet ließ die Kinder bei Scharlach täglich wiegen. Dabei ergab sich, daß der Nephritis stets Tage von scheinbar unbegründeter Körpergewichtszunahme vorangingen. Also erst nachdem die Ödeme eine bestimmte Höhe erreichen, treten im Urin die Zeichen der Nephritis auf. Auch die Bekämpfung der Ödeme durch Salzentziehung fällt in meine Zeit.

Vielfach wurde vermutet, daß die Zahl der Heimkehrinfektionen dadurch gesteigert wird, daß im Krankenhaus die alten Fälle von Scharlach mit neu eingebrachten zusammenkommen. In Straßburg, wo wir über genügende Räume verfügten, machten wir einen Versuch der Trennung der alten und neuen Fälle. Die Zahl der Heimkehrinfektionen nahm aber nicht ab.

Auch bezüglich der Masern gab es neues. DEGKWITZ machte die Entdeckung, daß man durch Injektion kleiner Mengen von Rekonvaleszentenserum Kinder in den Anfängen der Inkubationszeit vor der Masernerkrankung schützen könne. Selbstverständlich konnten auf diese Weise auch noch nicht infizierte Kinder vor Masern bewahrt werden. Diese Technik der Behandlung war neu. Sie wurde später bei verschiedenen Krankheiten versucht, aber ohne Erfolg. Jetzt wird sie noch bei Poliomyelitis verwendet. Aber auch dabei zweifelt man an dem Wert derselben. Der Anwendung des sicher wirkenden Rekonvaleszentenserums bei Masern stand eine Schwierigkeit im Wege. Das Serum konnte nur in Kliniken gewonnen werden. Ein Assistent mußte das Serum unter möglichst aseptischen Bedingungen herstellen. Das gelang oft, aber nicht immer. Es kamen

Infektionen des Serums vor, die den Kindern gefährlich wurden. Ich erlebte so etwas nicht in meiner Klinik, aber die Todesfälle, die an anderer Stelle bekannt wurden, schüchterten mich so ein, daß ich auf die Verwendung des Rekonvaleszentenserum verzichtete. Theoretisch haben wir durch diese prophylaktische Behandlung viel von der Masernkrankheit gelernt.

Eine Krankheit, mit der man sich sehr viel beschäftigt hat, ist der Keuchhusten. Wichtig war die Entdeckung von FRÖHLICH, daß der Keuchhusten mit einer Lymphozytose verbunden ist. Die Entdeckung fiel noch in eine Zeit, in der man noch nichts von der Lymphozytose wußte. Damit war ein Symptom gefunden, mit dem man im Zweifelsfalle einen Keuchhusten diagnostizieren konnte. Ob derselbe unter die Krankheiten der Respirationsorgane oder unter die Neurosen gehört, wird noch verschieden beantwortet. POSPISCHILL will ihn als Lungenkrankheit aufgefaßt wissen.

Als Erreger des Keuchhustens wird jetzt ziemlich allgemein der Bordet-Gengou-Bazillus betrachtet. Dies verlangt Beachtung, weil man den Keuchhusten mit Vakzinen von den genannten Bazillen behandelt. Ich habe mich niemals von der Wirkung irgendeiner Vakzinebehandlung überzeugen können und habe auch von der Keuchhustenvakzine in der Klinik nichts Nennenswertes gesehen. Die Erfolge bei größeren Kindern in der Praxis sind wohl nur auf die Furcht vor der Injektion zurückzuführen.

Der Keuchhusten, der im Anfangsstadium sehr übertragbar ist, verliert diese Eigenschaft mit der Dauer seines Bestandes. Da er im Anfangsstadium nicht erkennbar ist, so ist eine Einschränkung der Krankheit nur denkbar, wenn man den Grundsatz vertritt, daß jedes hustende Kind isoliert werden soll.

Der Verlauf des Keuchhustens ist von der Qualität des Nervensystems der Kinder abhängig. Als ich diese Ansicht das erstemal aussprach, wurde ich deshalb heftig angegriffen. ZAPPERT schrieb in einer Mitteilung über Keuchhusten in der Zeitschrift „Die Umschau", daß er sich wundere, warum man sich über meine Ansichten aufrege, da doch alle richtig seien. Dies wurde auch allmählich von den anderen Pädiatern anerkannt, und zur Zeit stehe ich nicht mehr isoliert da.

Zu meiner Zeit galt beim Keuchhusten ein Luftwechsel für ein empfehlenswertes Heilmittel. Auf welche Luft es ankam, wurde niemals präzisiert. Mit dem Luftwechsel war auch jedesmal ein Milieuwechsel verbunden. Die Erfolge des sogenannten Luftwechsels waren offenbar nur auf letzteren zurückzuführen.

Wenn ein Kind einen Keuchhustenanfall gehabt hat, so läßt sich nicht bald wieder ein neuer Anfall provozieren. Es muß eine Zeit vorübergehen, ehe sich die Reize so summieren, daß eine Entladung in Form eines neuen Anfalles erfolgt. Diesen Gehirnmechanismus hat KRASNOGORSKI ausgezeichnet erforscht.

Durch Freiluftbehandlung läßt sich der Keuchhusten, wie wir uns klinisch überzeugt haben, nicht abkürzen, wenn sich die Kinder dabei auch wohl befinden.

Eine Infektionskrankheit, die für alle Kinderkrankenhäuser, auch die modernsten, eine unerfreuliche Zugabe bildet, sind die Varizellen. Ihre lange und unberechenbare Inkubationszeit macht es unvermeidlich, daß Kinder wegen anderen Krankheiten aufgenommen werden, bei denen über kurz oder lang Varizellen ausbrechen. Die Diagnose macht in einem Lande, in dem Impfzwang herrscht und es keine Variola gibt, keine Schwierigkeiten. Zu meiner Zeit, als ich in Prag war, gab es dort noch keinen Impfzwang, aber dauernd Variola. Ich erinnere mich auf die großen Schwierigkeiten, die uns die Diagnose Varizellen oder Variola machte. Während meiner Tätigkeit in Berlin kam von Schweden der Vorschlag, den Inhalt eines Varizellenbläschens auf gesunde Kinder zu überimpfen. Dabei blieb oft die Varizellenkrankheit auf die Impfstelle beschränkt, und die Kinder erwarben auf diese leichte Art eine Immunität. Das Verfahren wurde an vielen Kliniken, auch von uns, nachgeprüft, aber wegen Unzuverlässigkeit der Methodik verlassen.

Mehrmals wurde mir von wiederholtem Vorkommen der Varizelleninfektion bei einem Kinde berichtet. Meiner Ansicht nach handelte es sich dabei um Verwechslungen mit Strophuluseruptionen. Ich habe niemals bei einem Kinde zweimal Varizellen beobachten können.

Viel Beachtung fand die Entdeckung von BOKAY über die Beziehungen des Herpes zoster zu den Varizellen.

X.

Als ich nach Breslau kam, konzentrierte sich die Aufmerksamkeit auf die Tetanie der Kinder, die vorher kaum Beachtung fand. v. JAKSCH, der in Graz als Pädiater wirkte, fiel die Häufigkeit der Tetanie bei Kindern auf. ESCHERICH, der sein Nachfolger in Graz wurde, übernahm diese Beobachtungen und schrieb ein Buch über die Tetanie der Kinder. Sein damaliger Assistent, Dr. LOOS, publizierte zum erstenmal Kurven, die zeigten, daß die Tetanie eine Frühlingskrankheit ist. Wir nahmen in Breslau sofort die Untersuchungen über Tetanie auf und überzeugten uns, wie häufig sie vorkommt, wenn man auf ihre Symptome achtet. THIEMICH und MANN studierten die Stromstärken, die notwendig sind, um in den zugehörigen Muskeln bei galvanischer Reizung der Nerven Zuckungen auszulösen. Sie gaben Werte für die pathologische Grenze an, die auch heute noch als maßgebend betrachtet werden. Durch ihre Studien wurde erst die elektrische Untersuchung zu einer klinisch brauchbaren Methode.

Die Tetanie war eine sehr beachtenswerte Krankheit, weil sie früher vielen Kindern das Leben kostete. Man beschäftigte sich deshalb überall in den Kinderkliniken intensiv mit derselben. Die Forschung nahm zwei Richtungen an. Einmal suchte man nach den Ursachen in der Nahrung der Kinder, und ein zweites Mal nach den Zusammenhängen mit der Rachitis. Die ersteren Untersuchungen waren gerechtfertigt, weil man die Tetanie nur bei künstlich ernährten und niemals bei Brustkindern beobachtete. Die anderen Untersuchungen erklärten sich aus der Häufigkeit der Rachitis. Erschwerend wirkte dabei der Umstand, daß sich die Tetanie nur in den leichten Fällen von Rachitis findet, so daß deshalb die Streitfrage aufkommen konnte, ob es auch Tetanie ohne Rachitis gibt. In schweren Fällen von Rachitis sieht man keine Tetanie. Beide Forschungsrichtungen ergaben Phosphor- und Kalkbilanzstörungen im Blute. Dies führte einerseits zur Behandlung mit großen Dosen von Chlorkalzium, andererseits zur Behandlung mit Vitamin D, die beide sehr wirksam sind, besonders wenn für eine Zeit die Kuhmilchernährung ausgesetzt wird.

Ich beabsichtige nicht, hier alle Arbeiten zu besprechen, die sich mit der Pathogenese der Tetanie befassen, obzwar sie vielfach sehr interessant sind. Nur zu einer Art von Publikationen möchte ich mich äußern. Wenn ein Symptom, das als zur Tetanie zugehörig anerkannt ist, im späteren Leben eines Kindes isoliert auftritt, so wird es nicht mehr als tetanisches Symptom betrachtet. Es gibt z. B. eine ganze Literatur über das Vorkommen des Fazialisphänomens, das angeblich nichts mehr mit Tetanie zu tun hat. Dieser Auffassung konnte ich mich nicht anschließen. Wir kennen verschiedene Krankheiten, die in abortiv verlaufenden Formen auftreten, wobei nur einzelne Symptome nachweisbar sind. Warum soll dies nicht für die Tetanie gelten? Die meiner Ansicht nach unhaltbare Deutung setzt voraus, daß die

Tetanie eine Krankheit ist, die wie ein Infekt kommt und abheilt. Dagegen sprechen aber viele Beobachtungen. Die Tetanie setzt nach meiner Ansicht eine für diese Krankheit charakteristische Erregbarkeit des Nervensystems voraus, sie ist eine individuelle Eigenschaft, die das ganze Leben erhalten bleibt. Durch Infekte oder Ernährungsfehler kann die latente Tetanie manifest werden oder sich in einzelnen Symptomen auch wiederholt im Leben zu erkennen geben.

Thiemich wollte den plötzlichen, unerwarteten Tod von Säuglingen mit der Tetanie in Zusammenhang bringen. Diese Meinung fand nicht allgemeine Zustimmung. Die Ursache des plötzlichen Todes ist noch nicht aufgeklärt.

Einen krankhaften Befund, der eine Erscheinung mit der Tetanie gemein hat, beschrieb Gregor. Es ist die Hypertonie der Muskulatur, die als ein ernstes Symptom bei Säuglingen aufgefaßt werden muß. Sie wird nur bei künstlich genährten Kindern beobachtet. Die Ernährung mit Frauenmilch ist das sicherste Mittel, um sie zum Schwinden zu bringen. Die davon betroffenen Säuglinge befinden sich in Lebensgefahr. Die bisher vorliegenden Untersuchungen genügen nicht, uns das Zustandekommen der Muskelhypertonie verständlich zu machen.

Einen großen Fortschritt in der Pathologie des Zentralnervensystems bedeutete die Einführung der Lumbalpunktion. Noch in meiner Anfangszeit in Breslau entschlossen wir uns nur schwer zu einer Lumbalpunktion. Mit der Zeit wurde es aber eine Methode, die jeder Mediziner ausführen lernt und die fast unentbehrlich erscheint. Das erste, was wir durch diese Methode lernten, war die Tatsache, daß die mannigfaltigsten Bakterien eine Meningitis verursachen können. Manche der Meningitiden sind einer Spontanheilung zugänglich, andere nicht. So sah ich niemals eine Pneumokokkenmeningitis heilen.

Die Lumbalpunktion wurde auch zu therapeutischen Zwecken verwandt. Besonders bei der Meningokokkenmeningitis glaubten einzelne Ärzte, durch wiederholte Punktionen den Verlauf der Krankheit günstig beeinflussen zu können.

Der Hauptwert der Lumbalpunktion liegt aber darin, daß wir durch dieselbe zerebrale Erkrankungen erkennen oder ausschließen können, wie wir dies durch die Beobachtung der Kranken allein nicht erreichen können. Beispielsweise können wir eine Poliomyelitis schon diagnostizieren, ehe uns die übrigen klinischen Symptome dies sicher gestatten. Viel wurde die Lumbalpunktion benutzt zur Diagnose von Gehirnblutungen. Dies steht damit im Zusammenhang, daß zu meiner Zeit die Gehirnblutungen der Neugeborenen ein sehr aktuelles Thema waren. Früher, als es noch viel Lues gab, glaubte man die Gehirnblutungen auf diese zurückführen zu müssen. Dies war nicht richtig. Später wurde erkannt, daß besonders die frühgeborenen Kinder zu Gehirnblutungen prädisponiert sind. Aber auch bei reifgeborenen Kindern, und was besonders betont werden muß, bei normaler Geburt ohne Kunsthilfe, werden Gehirnblutungen beobachtet. Beachtenswert ist der Befund von PEIPER, daß die Störungen im Atemzentrum bei Neugeborenen nicht auf Blutungen zurückzuführen sind. Blutungen können eine dauernde Schädigung des Gehirns zur Folge haben. Sie können aber auch spurlos abheilen. Zur Zeit wird mit Hinweis auf die pathologisch-anatomischen Befunde das Geburtstrauma stark in seiner Bedeutung überschätzt. Dies ist bedauerlich, weil es die Aufmerksamkeit von der erblichen Disposition zu Gehirnerkrankungen ablenkt. Ein gutes Beispiel dafür scheint mir die LITTLEsche Krankheit. LITTLE beschrieb sie als eine Folge von Geburtstraumen. Ich sah viele Fälle dieser Krankheit, wo von Geburtstrauma keine Rede sein konnte, die erbliche Belastung aber außerordentlich ausgeprägt war.

Viel Aufmerksamkeit zog in meiner Zeit die Encephalitis auf sich. Als ECONOMO bei Erwachsenen die Encephalitis lethargica beobachtete und beschrieb, beobachtete man auch gleiche Krankheitsbilder bei Kindern. Alarmierend wirkte aber die Nachricht von Holland über das gehäufte Vorkommen von Encephalitis nach der Vakzination. Auch bei uns kommt diese vor, aber nur relativ selten. In der Angst, keine Encephalitis zu übersehen, wird jetzt die Diagnose mißbraucht. Bei Obduktionen läßt sich die Diagnose oft nicht bestätigen.

Krankheiten, die nur zeitweilig vorkommen, werden vergessen und von Zeit zu Zeit neu entdeckt. So etwas sahen wir bei der SELTER-SCHWIFT-FEERschen Krankheit. Selbst dieser Titel umfaßt nicht alle Entdecker. FEER gebührt das Verdienst, sie als vegetative Neuropathie des Kleinkindes erkannt zu haben. Ich habe nur wenige Fälle dieser Krankheit gesehen.

Neues haben wir zu meiner Zeit von der Poliomyelitis gelernt. Schon MEDIN und WICKMAN machten uns mit abortiv verlaufenden Formen dieser Krankheit bekannt und erweiterten dadurch die Diagnostik der zugehörigen Krankheitsfälle. Noch wichtiger war aber das Studium der prodromalen oder präparalytischen Symptome. Wir sind jetzt imstande, besonders mit Zuhilfenahme der Lumbalpunktion, die Poliomyelitis tagelang vor dem Einsetzen der Lähmungen, ja sogar in den Fällen, wo diese ausbleiben, zu diagnostizieren. Dies ist eine wichtige Errungenschaft, weil dadurch eine frühzeitige Isolierung und Behandlung möglich ist. Leider hat das Rekonvaleszentenserum nicht die Erwartungen erfüllt.

Für die Diagnostik der Hirntumoren bedeutet die neu geschaffene Encephalographie einen Fortschritt. Besonders wenn die Tumoren Verdrängungserscheinungen machen, sind sie im Röntgenbilde mit dieser Methode leicht sicherzustellen. Die Encephalographie ist aber ein schwerer Eingriff und sollte nur auf die dringendsten Fälle beschränkt bleiben.

Einer der schönsten Fortschritte meiner Zeit war das Studium der bedingten Reflexe, die KRASNOGORSKI, ein Schüler PAWLOWS, an meiner Klinik einleitete. Er schuf zunächst die Technik, die es möglich machte, die bedingten Reflexe am Kinde zu studieren. Wir lernten kennen, daß manche Störungen des Nervensystems der Kinder nichts anderes als unerfreulicherweise erworbene bedingte Reflexe sind, und wie diesen abzuhelfen ist. Je nachdem, ob sich bedingte Reflexe zu rasch auslösen lassen, oder zu leicht auszulöschen sind, oder das Gegenteil festzustellen ist, lassen sich viele Erziehungsschwierigkeiten verstehen. Die große Bedeutung, die die bedingten Reflexe für die Erziehung der Kinder haben, wird gegenwärtig noch nicht genügend gewürdigt.

Zum Schluß möchte ich noch einen Beitrag von mir erwähnen. In der Privatpraxis machte ich die Erfahrung, daß es sich bei vielen Kindern, die mir wegen Nervosität zugeführt wurden, um nichts anderes als um Erziehungsfehler handelt. Ich hielt es für zweckmäßig, über diesen Gegenstand einige Vorlesungen für meine Hörer abzuhalten. Diese Vorlesungen wurden unter dem Titel „Der Arzt als Erzieher des Kindes" gedruckt und fanden im In- und Ausland eine Verbreitung, die ich nicht vorausgesehen habe. Jedenfalls bewies dies, daß ein großes Interesse für die Erziehungsfragen vorliegt. Mir kam es darauf an, die Ärzte aufmerksam zu machen, daß sie auch in die Erziehung der Kinder einzugreifen haben, wenn sie sich als fehlerhaft erweist. Ich zitierte gerne ein krasses Beispiel. In der Zeit, als ich meine Vorträge hielt, gab es noch kein Insulin. Bei Diabetes stand uns nur die Ernährungstherapie zur Verfügung. Diese war aber sehr oft nicht durchführbar. Die Kinder waren erzogen, nur das zu essen, was sie selbst wünschten und ihrem Geschmack entsprach und lehnten alles andere energisch ab. Die Ärzte sahen sich zu Konzessionen gezwungen. Dabei starben die Kinder nach wenigen Wochen im Koma. Ich habe mehrfach solche Todesfälle erlebt. Die Kinder starben nicht an Diabetes, sondern an der durch die Erziehung geschaffenen Unmöglichkeit, sie zweckmäßig zu ernähren. Nicht immer machen sich die Erziehungsfehler so verhängnisvoll geltend, aber jeder Arzt weiß, daß die Behandlung der Kinder Schwierigkeiten bereiten kann, die vermeidbar gewesen wären.

Zu meiner größten Freude blieb mein Mahnruf nicht unerhört. Bei Kongressen und in der Literatur bildeten Erziehungsfragen wichtige Themen. Jeder Kinderarzt weiß, daß er auch als Erzieher funktionieren muß.

Später als dies entwickelte sich die Heilpädagogik, die sich mit den zerebral anormalen Kindern befaßt. Sie hat die Aufgabe, aus einem solchen Kinde soviel herauszuholen, als überhaupt möglich ist. Jeder Kinderarzt sollte davon etwas wissen.

XI.

Wenn ich von der Pädiatrie meiner Zeit spreche, so kann ich nicht über die Rachitis schweigend hinweggehen. Sie war, als ich nach Breslau kam, noch so verbreitet, daß ein Kind, das ganz frei von dieser Krankheit war, eine Ausnahme war. Wir sahen sie in leichten Formen, aber auch in so hohen Graden, daß die betroffenen Kinder ganz entstellt waren. Letztere Krankheitsbilder sind jetzt schon eine solche Seltenheit geworden, daß sie mancher Kinderarzt kaum mehr kennenlernt.

Krankheiten, die sehr verbreitet sind, verführen dazu, ihnen Krankheitssymptome zuzuzählen, die nebenbei vorkommen, aber doch nicht zusammengehören. In Frankreich hatten die Ärzte Gelegenheit, in den Hospitälern viele Kinder mit Syphilis zu beobachten. Die Folge davon war, daß sie vieles zur Syphilis zählten, das wir jetzt nicht anerkennen können. Wenn z. B. PARROT die Landkartenzunge als syphilitisches Symptom beschreibt, so ist dies nur so zu erklären. Auch die Rachitis wurde von manchen französischen Ärzten zur Syphilis gerechnet. Wie es ihnen mit der Syphilis ging, so ging es deutschen Ärzten mit der Rachitis. Sie wurde zu einem uferlosen Sammelbegriff. Es wird heute niemand STÖLZNER zustimmen, wenn er stinkenden Urin zu den Symptomen der Rachitis rechnet. Ob Anämie auch neben Rachitis vorkommt oder zu ihr gehört, war eine lang umstrittene Frage. In allen Lehrbüchern der Kinderheilkunde wird noch jetzt der große Bauch, auch Froschbauch genannt, als charakteristisches Symptom der Rachitis angegeben. Dabei ist der große Bauch stets nur ein Zeichen unzweckmäßiger Ernährung und hat nichts mit der Rachitis zu tun. Solche Beispiele ließen sich noch mehr anführen.

Die Rachitis ist eine Krankheit, die eine mehr oder minder hochgradige Störung der Entwicklung der

Kinder bedeutet, aber einer Behandlung und Heilung zugänglich ist. Wird letztere unterlassen, so sterben viele dieser Kinder an paravertebralen Bronchopneumonien. Diese Sterblichkeit ist jetzt größer als die an den Folgen von Ernährungsstörungen und fordert unser energisches Eingreifen.

Als Ursache der Rachitis wurde allgemein Überernährung und die Domestikation angegeben. Nirgends findet sich eine genauere Ausführung über die Überernährung, welche Faktoren bei ihr das Schädliche sind. Bei der Domestikation wurden stets schlechte, finstere, dichtbevölkerte Wohnungen angeführt, in denen die „schlechte Luft" besonders beschuldigt wurde. Es war die Zeit, in der man noch in der schlechten Luft schädliche Substanzen vermutete. Bekannt war, daß sich die Rachitis besonders im Winter bemerkbar macht und im Frühling den Höhepunkt erreicht. Dies wurde mit der unzureichenden Lüftung der Wohnungen erklärt. Merkwürdigerweise wurde dabei nicht dem Lichtmangel die notwendige Beachtung geschenkt. Auf die Bedeutung des Lichtes machte zum ersten Male RACINSKY aufmerksam. Beim ersten internationalen Pädiaterkongreß in Paris hielt er einen Vortrag, in dem er über seine Versuche an Hunden berichtete. Er untersuchte die Kalkausscheidung an Tieren, die im Finstern gehalten wurden, und an solchen, welche dem Sonnenlicht ausgesetzt waren. Dabei ergab sich ein großer Kalkverlust bei den Tieren, die im Finstern gehalten wurden, der aufhörte, wenn die Tiere ins Sonnenlicht gebracht wurden.

Racinsky zog daraus den wichtigen Schluß, daß das für die Rachitis die größte Bedeutung habe. Am Abend nach dem Vortrag besuchte mich Racinsky und beklagte sich, daß sein Vortrag anscheinend interesselos und ohne Diskussion aufgenommen worden sei. Ich tröstete ihn mit dem Hinweis, daß dies die Regel sei, wenn jemand beim Kongreß etwas grundsätzlich Neues vortrage, und sagte ihm, daß er zufrieden sein müsse, wenn nicht jemand seine Ausführungen noch für falsch erklärt habe.

Auf die Bedeutung des Lichtes für das Zustandekommen und die Heilung der Rachitis reagierten die Pädiater erst, als Huldschinsky in überzeugenden Röntgenbildern von Kindern zeigte, daß rachitische Knochensymptome durch Bestrahlung mit ultraviolettem Licht rasch zur Heilung gebracht werden können. Jetzt begann ein eifriges Studium dieser merkwürdigen Lichtwirkung. Da die Lichtstrahlen nur in die oberflächlichen Hautpartien vordringen können, so mußte nach Substanzen gesucht werden, die sich in diesen Hautpartien finden, durch die Bestrahlung in irgendeiner Art aktiviert werden und nach ihrer Resorption heilend wirken. So kam Windaus über Cholesterin und Ergosterine bis zur Reindarstellung des Vitamin D, mit dem wir jetzt die Rachitis kausal und erfolgreich behandeln können. Die Entdeckung des Vitamins ist das schönste Beispiel, was klinische Forschung in Verbindung mit der Chemie zu leisten vermag.

Durch HULDSCHINSKY lernten wir die Bedeutung des ultravioletten Lichtes für die Behandlung der Rachitis kennen. Durch die Entdeckung des Vitamins wurde uns klar, daß die Nahrung Vitamin D enthalten muß, wenn sie nicht Rachitis auslösen soll.

Über die Behandlung der Rachitis war man bald einer Meinung. Viel wurde dagegen über die Prophylaxe diskutiert. Sie führte zu der Verabreichung von Lebertran und Eidotter an Säuglinge. An verschiedenen Orten wurden Versuche mit bestrahlter Milch gemacht und dieselbe brauchbar befunden. Um die bestrahlte Milch interessierten sich weniger die Ärzte als die Fabrikanten der Maschinen, die zur Herstellung der bestrahlten Milch notwendig sind. Letztere ist teuer und kompliziert in der Zubereitung. Sie wird kaum eine weite Verbreitung finden. Die Verabreichung von einigen Tropfen Vigantol ist eine so einfache Methode, daß sie kaum durch eine andere verdrängt werden kann.

In einer Sitzung im Reichsgesundheitsamt, deren Programm die Rachitisbehandlung war, wurde den Orthopäden die Frage vorgelegt, ob auch die O- und X-Beine der Rachitis zugezählt werden müßten. Die Orthopäden wollten diese Frage nicht mit einem sicheren Ja beantworten. Die Abnahme dieser Deformationen unter der modernen Behandlung lassen aber keinen Zweifel über die rachitische Natur derselben aufkommen.

Daß man gegenwärtig noch immer Fälle von Rachitis zu sehen bekommt, beruht zum Teil darauf, daß die Laien die ersten Symptome der Krankheit nicht kennen.

Leider müssen wir zugeben, daß dies auch bei Ärzten noch vorkommt. Es wird deshalb notwendig sein, im Unterricht dem entgegenzuwirken.

XII.

In dem Vorangehenden habe ich gezeigt, daß zu meiner Zeit die Pädiatrie ein Feld vielseitiger und erfolgreicher Arbeit war. Mit dem Mitgeteilten ist ihre Leistung nicht erschöpfend gezeichnet. Auf vielen Gebieten, wie z. B. der Lues, der Nierenkrankheiten, der Blutungsübel, der Lungenkrankheiten u. a. m., wurden große Fortschritte aufgebahrt, auf die ich aber, um nicht ermüdend zu wirken, nicht näher eingehen will. Jedenfalls waren die Jahrzehnte, in denen ich zu den Mitarbeitern in der Pädiatrie zählte, eine Blütezeit, und ich wünschte, es bliebe so. Dabei war meine Zeit nicht frei von Fehlern.

Neben der wissenschaftlichen Pädiatrie entwickelte sich die Kinderfürsorge. Sie hatte die Aufgabe, die Errungenschaften der Wissenschaft in die Bevölkerung zu tragen. Sie hatte also keine produktive Tätigkeit, war aber berufen, die Brauchbarkeit der von uns angegebenen Methoden zu prüfen. Es war eine selbstverständliche Voraussetzung, daß die Fürsorgesprechstunden von geschulten Kinderärzten abgehalten werden mußten, wenn sie ihren Zweck erfüllen sollen. Dies war und ist jetzt noch nicht überall der Fall. Daß so etwas möglich ist, beweist, daß man sich an manchen Orten der großen Aufgabe der Fürsorge noch nicht bewußt ist.

Ich war immer dafür, die Fürsorge von der wissenschaftlichen Pädiatrie streng abzutrennen. Eine gleiche Meinung vertrat Hutinel bei den Vorarbeiten für den ersten internationalen Pädiaterkongreß. Diese Trennung ist um so mehr notwendig, als unberufene Ärzte die Fürsorge leiten, für deren Tun wir keine Verantwortung übernehmen können.

Ähnlich wie mit den Fürsorgeärzten verhält es sich mit den Schulärzten. Auch von diesen muß man erwarten, daß sie in Kinderheilkunde gründlich ausgebildet sind. Darauf wird aber nicht Rücksicht genommen. Den Schulärzten fehlt ein präzises Arbeitsprogramm. Jahrelang schien es so, als ob es für den Schularzt nur eine Frage geben würde. Das war die Schulbankfrage. In jeder Schule gab es andere Schulbänke, und jede glaubte, die zweckmäßigste zu haben. Diese Frage fand ein nahezu lächerliches Ende. Man baut keine Schulbänke mehr, sondern stellt in die Schulzimmer kleine Tische auf, um die gewöhnliche Stühle gruppiert werden. Als abschreckendes Beispiel schulärztlicher Tätigkeit zitiere ich gerne die Schulanämie. Wie lange dauerte es, ehe man erfuhr, daß die Kinder in der Schule blaß, aber nicht anämisch werden können.

Ich selbst griff nur einmal, und da nicht freiwillig in die Schulhygiene ein. Man forderte mich zu einem Vortrage über Schulüberbürdung bei einem internationalen Hygienekongreß auf. Meine Meinung, daß es eigentlich keine Schulüberbürdung gebe, aber Kinder, die sich nicht den Anforderungen der Normalschule anpassen können, begegnete man mit heftigem Widerspruch. Ich publizierte einen kurzen Bericht über meinen Vortrag in der Deutschen Medizinischen Wochenschrift. Dieser kleine Aufsatz erschien wortwörtlich übersetzt in den Tageszeitungen fast der ganzen Welt. Für mich war dies ein Beweis, daß schulärztliche Fragen überall mit größtem Interesse aufgenommen werden. Die Schulärzte könnten mehr erreichen, wenn sie eine größere Aktivität entwickeln würden. Fragen, die die ganze Welt interessieren, gibt es in der Schulhygiene genug.

Mit Bedauern sah ich als Pädiater, daß sich in Großstädten Säuglingsheime ohne ärztliche Leitung etablierten. Durch solche Heime gehen viele Kinder verloren, die nicht zugrunde gehen müßten. Solche Säuglingsheime sollten geschlossen und verboten werden.

Unverständlich war mir immer die Ausnahmestellung der Vakzination, also der Schutzimpfung gegen Variola. Warum soll nicht jeder Arzt impfen, besonders wenn er ganz überflüssigerweise in seiner Studienzeit ein eigenes Kolleg über Vakzination hören muß. Jetzt bestellt man die Kinder in großer Zahl zu Impfterminen, bei denen es an Zeit fehlt, die Kinder sorgfältig zu untersuchen, wie wir es fordern müssen.

Zum Schluß möchte ich nur noch eine Erscheinung anführen, die sich in meiner Zeit bedauerlich geltend machte. Schon als ich nach Deutschland kam, gab es eine Deutsche Gesellschaft für Kinderheilkunde, die jedes Jahr ihren Kongreß abhielt. Sie wurde von einer kleinen Anzahl von Pädiatern gegründet, die sich gegenseitig wertschätzten und ihre Erfahrungen austauschten. Als sich in Deutschland die Pädiatrie entwickelte, erfuhr die Gesellschaft einen großen Zuwachs. Die Kongresse wurden immer stärker besucht. Dies konnte man besonders bei dem obligaten Festessen feststellen. Bedauerlicherweise riß aber in den Sitzungen ein Ton ein, der einer wissenschaftlichen Gesellschaft unwürdig war. Viele Jahre hindurch dauerte dieser Zustand, der manchen ernsten Forscher abhielt, in der Gesellschaft einen Vortrag zu halten. Die Zeit half eine Besserung herbeizuführen. Die schlimmsten Kollegen sind allmählich vom Schauplatz verschwunden, und die Gesellschaft zeigt jetzt den Ernst, der der Wichtigkeit ihres Gegenstandes angepaßt ist. Ich wünsche der Gesellschaft aufrichtigst eine erfolgreiche Zukunft.

Ein ganz überflüssiger Kongreß ist der für präventive Pädiatrie, den SCHELTEMA gegründet hat. Dieser Teil der Pädiatrie erfordert keine Sonderstellung.

Ob die internationalen Pädiaterkongresse eine Notwendigkeit sind, möchte ich bezweifeln. Wenn sie auch die Wissenschaft nicht erschüttern, so haben sie doch einen guten Zweck. Man lernt sich kennen.

Damit möchte ich meine Erinnerungen abschließen. Meine Zeit ist vorüber. Jetzt müssen die jüngeren Kollegen zeigen, was sie können.

Verlag von Julius Springer in Berlin

Biologische Daten für den Kinderarzt. Grundzüge einer Biologie des Kindesalters. Von Professor Joachim Brock, Marburg a. L.

Erster Band: **Wachstum** (Körpergewicht, Körperlänge. Proportionen. Habitus). **Skeletsystem. Blut. Kreislauf. Verdauung.** Mit 23 Abbildungen. XI, 252 Seiten. 1932. RM 18.60; gebunden RM 19.60

Zweiter Band: **Atmungsapparat. Harnorgane. Drüsen mit innerer Sekretion. Nervensystem. Stoffwechsel** (Kraftwechsel. Wärmehaushalt. Wasserwechsel. Säurebasen-Stoffwechsel). Bearbeitet von dem Herausgeber Professor Joachim Brock, Marburg a. L., Professor Erwin Thomas, Duisburg, Professor Albrecht Peiper, Wuppertal-Barmen. Mit 38 Abbildungen. VIII, 321 Seiten. 1934. RM 26.—; gebunden RM 27.20

Dritter (Schluß-) Band: **Stoffwechsel** (Eiweiß, Kohlehydrate, Fett und Lipoide, Vitamine, Mineralien). **Biochemie der Körpersäfte. Ernährung. Haut. Immunbiologie.** Ergänzungen. Generalregister. Von Professor J. Brock, Marburg a. L., Dozent Dr. T. Baumann, Basel, Professor J. Becker, Bremen, Dozent Dr. K. Klinke, Breslau, Professor H. Knauer, Bonn, Professor B. de Rudder, Frankfurt a. M. In Vorbereitung

Diagnostik der Kinderkrankheiten mit besonderer Berücksichtigung des Säuglings. Eine Wegleitung für praktische Ärzte und Studierende. Von Professor Dr. E. Feer, Zürich. Vierte, umgearbeitete und erweiterte Auflage. (Aus „Enzyklopädie der klinischen Medizin", Spezieller Teil.) Mit 179 zum Teil farbigen Abbildungen. XIII, 377 Seiten. 1931.
RM 22.60; gebunden RM 24.80

Röntgendiagnostik und Strahlentherapie in der Kinderheilkunde. Von Dr. med. Joseph Becker, Privatdozent und Oberarzt der Kinderklinik an der Universität Bonn. Mit 293 Abbildungen. VI, 302 Seiten. 1931. RM 45.—; gebunden RM 48.—

Ekzema infantum und Dermatitis seborrhoides. Klinik und Pathogenese. Von Dr. Ernst Moro, Professor der Pädiatrie in Heidelberg. Mit 126 Abbildungen. VII, 170 Seiten. 1932.
RM 24.—; gebunden RM 26.80

Einführung in die Kinderheilkunde. In 115 Vorlesungen für Studierende und Ärzte. Von Dr. E. Glanzmann, Professor der Kinderheilkunde an der Universität Bern. Mit 72 Abbildungen im Text. VII, 512 Seiten. 1939. RM 15.—; gebunden RM 16.80

(Verlag von Julius Springer in Wien)

Zu beziehen durch jede Buchhandlung

MIX
Papier aus verantwortungsvollen Quellen
Paper from responsible sources
FSC® C105338

If you have any concerns about our products,
you can contact us on
ProductSafety@springernature.com

In case Publisher is established outside the EU,
the EU authorized representative is:
**Springer Nature Customer Service Center GmbH
Europaplatz 3, 69115 Heidelberg, Germany**

Printed by Libri Plureos GmbH
in Hamburg, Germany